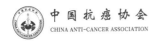

中国抗癌协会
CHINA ANTI-CANCER ASSOCIATION

肺脏保护

中国肿瘤整合诊治技术指南（CACA）

CACA TECHNICAL GUIDELINES FOR HOLISTIC INTEGRATIVE MANAGEMENT OF CANCER

2023

丛书主编：樊代明

主　编：曹　彬　李为民　何建行

张国俊　王孟昭　潘频华

U0244965

天津出版传媒集团

天津科学技术出版社

图书在版编目(CIP)数据

肺脏保护 / 曹彬等主编 . -- 天津 : 天津科学技术
出版社, 2023.4
("中国肿瘤整合诊治技术指南(CACA)"丛书 /
樊代明主编)
ISBN 978-7-5742-0886-5

Ⅰ. ①肺… Ⅱ. ①曹… Ⅲ. ①肿瘤—诊疗②肺疾病—
防治 Ⅳ. ①R73②R563

中国国家版本馆 CIP 数据核字(2023)第 037165 号

肺脏保护
FEIZANG BAOHU

策划编辑：方　艳
责任编辑：胡艳杰
责任印制：兰　毅

出　　版：<u>天津出版传媒集团</u>
　　　　　天津科学技术出版社
地　　址：天津市西康路 35 号
邮　　编：300051
电　　话：(022)23332695
网　　址：www.tjkjcbs.com.cn
发　　行：新华书店经销
印　　刷：天津中图印刷科技有限公司

开本 787×1092　1/32　印张 6　字数 70 000
2023 年 4 月第 1 版第 1 次印刷
定价 :66.00 元

编委会

王　炜　　谢丛华　　徐　鑫　　徐　智　　杨　萌　　杨　震

叶贤伟　　应颂敏　　曾　刚　　张春意　　张国俊　　张　稷

张剑青　　张　静　　张淑香　　张　爽　　张同梅　　张永昌

张予辉　　章锐锋　　赵红梅　　郑　锐　　周　华　　周云芝

目录 Contents

第一章　呼吸系统的结构与功能……………………001

一、呼吸系统的结构………………………………003

（一）上呼吸道…………………………………003

（二）下呼吸道…………………………………003

（三）终末呼吸单位……………………………004

（四）呼吸系统的血液供应……………………005

（五）呼吸系统的淋巴引流……………………006

（六）呼吸系统的神经分布……………………006

（七）胸膜………………………………………007

二、呼吸系统的功能………………………………007

（一）肺的呼吸功能……………………………007

（二）呼吸系统的非呼吸功能…………………008

第二章　肿瘤相关性呼吸损伤机制……………009

一、肿瘤对呼吸系统的损伤机制…………………011

（一）原发性肺癌对呼吸系统的主要损伤机制……011

（二）肺转移瘤对呼吸系统的主要损伤机制 ············013

第三章　肿瘤相关性肺部感染 ············017

一、常见肺部感染的发生机制 ············019

二、肿瘤相关肺部感染的发生机制 ············020

　　（一）肺部原发瘤与肺部感染 ············020

　　（二）肺外肿瘤或转移瘤与肺部感染 ············021

　　（三）控瘤治疗与肺部感染 ············021

三、肿瘤相关性肺部感染危险因素的评估 ············022

四、临床表现 ············022

　　（一）呼吸系统表现 ············022

　　（二）全身症状 ············023

　　（三）肿瘤相关肺部感染 ············023

五、临床诊断 ············023

　　（一）原则 ············023

　　（二）病原学检测 ············024

六、鉴别诊断 ············025

　　（一）肺原发疾病 ············025

　　（二）控瘤药继发/诱发的肺毒性和损伤 ············025

　　（三）放射性肺炎 ············027

　　（四）继发性肺泡蛋白沉积症 ············027

（五）肺外肿瘤累及肺部 ·······················027

（六）免疫重建炎症综合征（IRIS）·············028

（七）植入综合征 ····························028

七、肿瘤相关肺部感染的治疗 ····················028

（一）常用经验性抗菌治疗 ····················028

（二）肿瘤合并肺真菌感染的治疗 ···············030

（三）肿瘤合并病毒感染的治疗 ·················030

（四）肿瘤合并肺部感染的目标治疗 ············031

（五）非抗感染治疗 ··························031

（六）控瘤治疗继发肺部感染的特殊考虑 ·········031

第四章 **肿瘤与肺栓塞** ······················033

一、肿瘤合并VTE的机制 ······················035

（一）激活凝血系统 ··························035

（二）抑制纤溶系统和抗凝系统 ·················036

（三）损伤血管内皮 ··························036

（四）肿瘤直接压迫血管 ·····················036

（五）治疗相关性机制 ·······················036

二、临床表现 ·······························037

三、诊断及鉴别诊断 ··························037

（一）肺栓塞诊断方法 ·······················037

（二）肺栓塞分层诊断 ·························· 038

（三）肺栓塞鉴别诊断 ·························· 039

四、肿瘤合并肺栓塞的治疗 ·························· 039

（一）肺栓塞治疗原则 ·························· 040

（二）一般治疗 ·························· 040

（三）药物治疗 ·························· 041

（四）外科血栓清除术 ·························· 047

（五）经皮导管介入治疗 ·························· 048

第五章　肿瘤与气道阻塞 ·························· 049

一、肺癌导致气道并发症治疗 ·························· 051

（一）气道狭窄 ·························· 051

（二）干预措施 ·························· 051

二、消化道-气道瘘 ·························· 057

（一）临床分类 ·························· 057

（二）干预原则 ·························· 058

（三）治疗措施 ·························· 059

第六章　肿瘤与呼吸衰竭 ·························· 063

一、肿瘤所致气道阻塞性呼衰的常见原因 ·········· 065

（一）手术治疗 ·························· 065

（二）内镜治疗 ·························· 066

（三）气管插管或气管切开 ……………………………………066

二、改善呼吸功能，纠正缺氧和二氧化碳潴留 …………067

三、肿瘤性呼衰的病因治疗 ………………………………067

四、肿瘤性呼衰并发症治疗 ………………………………068

五、肿瘤性呼衰合发症治疗 ………………………………068

六、肿瘤性呼衰的对症支持治疗 ………………………069

第七章　控瘤治疗与肺损伤 ……………071

一、手术相关肺损伤 ………………………………………073

（一）手术相关肺损伤的机制 …………………………073

（二）手术相关肺损伤的临床表现 ……………………075

（三）手术相关肺损伤的诊断 …………………………076

（四）手术相关肺损伤的鉴别诊断 ……………………077

（五）手术相关肺损伤的治疗 …………………………077

二、放疗相关性肺损伤 …………………………………079

（一）病因和发病机制 …………………………………079

（二）放疗相关性肺损伤的临床表现 …………………080

（三）放疗相关肺损伤的诊断 …………………………082

（四）放射相关肺损伤的鉴别诊断 ……………………083

（五）放射性肺损伤的治疗 ……………………………083

（六）放射性肺损伤的预防护理 ………………………086

三、化疗相关性肺损伤 ·······················087

（一）化疗相关性肺损伤的机制 ···············087

（二）化疗相关性肺损伤的临床表现 ···········089

（三）化疗相关性肺损伤的治疗 ···············091

四、靶向治疗相关性肺损伤 ···················095

（一）靶向治疗相关性肺损伤的发病机制 ·······095

（二）靶向治疗相关性肺损伤的临床表现 ·········096

（三）靶向治疗相关性肺损伤的诊断及鉴别诊断 ·····097

（四）靶向治疗相关性肺损伤的治疗 ···········100

五、抗血管生成治疗相关性肺损伤 ·············101

（一）抗血管生成治疗相关性肺损伤的机制 ·······102

（二）抗血管生成治疗相关肺损伤的临床表现 ·······103

（三）抗血管生成治疗相关肺损伤的治疗 ·········104

六、免疫治疗相关性肺损伤 ···················106

（一）流行病学和危险因素 ···················107

（二）发病机制 ·····························108

（三）免疫治疗相关肺损伤的临床表现和影像学表现

··108

（四）免疫治疗相关肺损伤的诊断和鉴别诊断 ·······110

（五）免疫治疗相关肺损伤的治疗 ···············112

第八章　慢性肺病与肿瘤 ……………………………………115

一、慢阻肺与肿瘤 ……………………………………117

（一）慢阻肺合并肿瘤的流行病学 ………………117

（二）慢阻肺对肿瘤病理生理的影响 ……………117

（三）肿瘤合并慢阻肺的治疗 ……………………118

二、间质性肺病与肿瘤 ………………………………121

（一）间质性肺病与肿瘤的流行病学 ……………121

（二）间质性肺病对肿瘤的影响 …………………122

（三）肿瘤合并ILD的治疗 ………………………123

三、肺结核与肿瘤 ……………………………………127

（一）肺结核对肺部肿瘤的影响和治疗原则 ……127

（二）肺部肿瘤合并活动性肺结核时肺结核的治疗 …128

（三）肿瘤手术治疗的围术期管理 ………………128

（四）肿瘤的细胞毒药物化疗 ……………………129

（五）靶向治疗 ……………………………………129

（六）免疫检查点抑制剂治疗 ……………………129

四、尘肺与肿瘤 ………………………………………130

（一）流行病学 ……………………………………130

（二）尘肺对肿瘤治疗的影响 ……………………131

（三）尘肺合并肿瘤的治疗 ………………………132

五、哮喘与肿瘤 ……………………………………135

（一）哮喘合并肿瘤的流行病学 ………………135

（二）哮喘对肿瘤的影响 …………………………135

参考文献 ……………………………………………138

第一章

呼吸系统的结构与功能

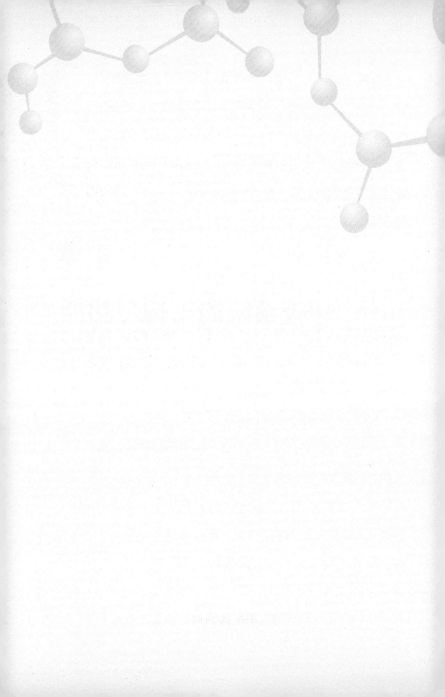

呼吸系统由呼吸道和肺组成。呼吸道包括鼻、咽、喉、气管和支气管等。通常称鼻、咽、喉为上呼吸道，气管和各级支气管为下呼吸道。肺由肺实质和肺间质组成，前者包括支气管树和肺泡，后者包括结缔组织、血管、淋巴管和神经等。呼吸系统结构是维持肺呼吸功能的重要支撑。

一、呼吸系统的结构

（一）上呼吸道

鼻是呼吸道起始部，也是嗅觉器官。从鼻到各级支气管负责传送气体；咽上部与鼻腔、口腔相通，下部与喉和气管相通，是食物与气体的共同通道；喉兼有发音功能。

（二）下呼吸道

气管上端自喉，由环状软骨下缘向下延伸11~13 cm至胸骨角水平分为左右主支气管（1级支气管）。右主支气管长约2.5 cm，较左侧的粗且直，左主支气管较右侧的细，较倾斜，比右侧长2倍。左右支气管入肺后，继续分为叶、段、亚段、细支气管、终末细支气管（16级），行气体传输功能。

气管和大支气管的组织结构相似，黏膜由假复层纤毛柱状上皮和分泌黏液的杯状细胞组成，黏膜下为弹性纤维组成的固有膜，外膜则由"C"字形软骨和结缔组织构成。随着支气管向外分支，管腔逐渐变小，软骨成分渐少，平滑肌渐增多，因此，受外界有害颗粒或过敏原刺激时，支气管平滑肌收缩可致广泛气道痉挛，导致呼吸困难。气管与支气管中黏液纤毛运动则发挥机体防御外界有害颗粒与病原体侵袭的重要功能。

（三）终末呼吸单位

终末细支气管远端，称终末呼吸单位，内含三级呼吸性细支气管（17—19级），后再接肺泡管（20—22级）、肺泡囊（23级）和肺泡，行气体交换功能。肺泡直径约为0.25 mm，肺泡总数为3亿~7.5亿个。正常人肺泡的内表面积可达100 m²，具有巨大的呼吸储备能力。肺泡上皮细胞包括I型、II型细胞和巨噬细胞。I型细胞占肺泡上皮细胞总数的25.3%，覆盖了肺泡97%的表面积。I型为扁平型，胞质薄而宽，是肺泡毛细血管膜的主要组成部分。肺泡毛细血管膜的厚度仅为0.2~10 μm（平均1.5 μm），有利于气体弥散。II型胞体较小，呈立方形，突向肺泡腔，产生表面活性物质，维持肺泡表面张力，防止其萎陷。肺泡巨噬细胞20~40 μm，核偏，细胞外有皱褶和足突，分泌溶菌酶以及吞噬溶酶体发挥免疫防御作用。

肺间质指肺泡细胞基底膜和肺泡毛细血管周围支持组织，包含细胞、结缔组织、血管、淋巴管、神经等，内多含蛋白多糖、弹性纤维和成纤维细胞。许多疾病都会累及肺间质，引起免疫炎症反应，甚至导致不可逆肺纤维化。

（四）呼吸系统的血液供应

气管的血液供应主要来自甲状腺下动脉，胸段气管也接受支气管动脉供血。肺有双重血液供应。支气管动脉是肺和支气管的主要营养血管，支气管动脉起自胸主动脉，也可起自肋间动脉、锁骨上动脉或乳内动脉，与支气管伴行至呼吸性细支气管水平，形成毛细血管网，营养各级支气管。支气管静脉与动脉伴行，收纳各级支气管的静脉血，最后经上腔静脉回右心房。

肺动脉干分为左、右肺动脉，经肺门入肺，随肺段支气管及其以下各支气管逐级分支，形成管壁极薄的毛细血管网，分布于肺泡囊和肺泡壁，在此处经气体交换使空气中氧气进入血液，血中二氧化碳排出，肺内毛细血管网汇成小静脉，并相互接合后汇至肺上、下静脉，随肺动脉和支气管反向到肺门，引流高氧血液回左心房。肺循环具高容量、低阻力、低压力特点，缺氧可使小肺动脉收缩。

（五）呼吸系统的淋巴引流

气管的淋巴管汇入气管前和气管旁淋巴结。肺淋巴管分浅、深淋巴丛，前者从脏层胸膜结缔组织流向肺门，与深部淋巴管吻合。深部淋巴管围绕支气管和血管周围，流至支气管近端肺淋巴结，再向肺门和纵隔淋巴结引流，最后大部分通过右淋巴管，左侧通过胸导管到达锁骨上淋巴结等颈深淋巴结。肺部淋巴管分布，有利于清除入肺有害颗粒，但也是感染和瘤细胞播散和转移的重要途径。

（六）呼吸系统的神经分布

气管和肺的神经主要来自迷走神经和胸2~4交感神经节纤维，支气管平滑肌、肺动脉和大的肺静脉受肾上腺素能和胆碱能两种神经支配。在较大的肺动脉，肾上腺素能神经占优势，支气管动脉则仅受肾上腺素能神经支配。迷走神经兴奋时支气管平滑肌收缩、内径缩小、腺体分泌增加和血管扩张。交感神经兴奋时通过β肾上腺素受体使支气管平滑肌松弛、管腔扩大和血管收缩。

肺的牵张感受器迷走神经的传入纤维向中枢传导神经冲动，可以控制呼吸运动。

（七）胸膜

胸膜是衬覆于胸壁内面、膈上面、纵隔两侧面和肺表面等部位的一层浆膜。依据衬覆部位不同，将胸膜分为脏层和壁层胸膜。两层胸膜间潜在的腔隙称胸膜腔，内含一层浆液，容许呼吸时双层胸膜紧密贴合与滑动。壁层胸膜有感觉神经末梢，脏层胸膜无痛觉神经，因此，胸痛由壁层胸膜发生病变或受刺激引起。

二、呼吸系统的功能

呼吸系统的功能主要为肺的呼吸功能，还包括一些非呼吸功能，如呼吸系统防御功能、肺代谢功能及神经内分泌功能。

（一）肺的呼吸功能

人体组织细胞不断新陈代谢，代谢所消耗的氧随时从空气中吸收，氧化代谢产生的二氧化碳则排出体外。吸入氧气、排出二氧化碳，称为气体交换，是肺最重要的功能。呼吸全过程包括肺通气、气体运输和肺换气。肺通气是气体在外界大气和肺泡之间的交换过程；肺换气是气体在肺泡和血液间的交换过程。呼吸生理十分复杂，包括肺容量、通气、换气、呼吸动力、血液运输和呼吸调节等过程。

（二）呼吸系统的非呼吸功能

在呼吸过程中，外界环境中的有机或无机粉尘，包括各种微生物、蛋白变应原、有害气体等，会进入呼吸道及肺引起各种疾病，因而呼吸系统的防御功能至关重要。防御功能包括物理防御功能（鼻部加温过滤、喷嚏、咳嗽、支气管收缩、黏液纤毛运输系统）、化学防御功能（溶菌酶、乳铁蛋白、蛋白酶抑制剂等）、细胞吞噬如肺泡巨噬细胞，以及免疫防御功能（B细胞分泌IgA、IgM等，T细胞免疫反应等）等。此外，肺对某些生理活性物质、脂质及蛋白质、活性氧等有代谢功能。肺还有神经内分泌功能，起源于肺组织内某种具有特殊功能细胞的恶性或良性肿瘤，常表现为"异位"神经-内分泌功能，引起肥大性骨关节病、皮质醇增多症等。

第二章

肿瘤相关性呼吸损伤机制

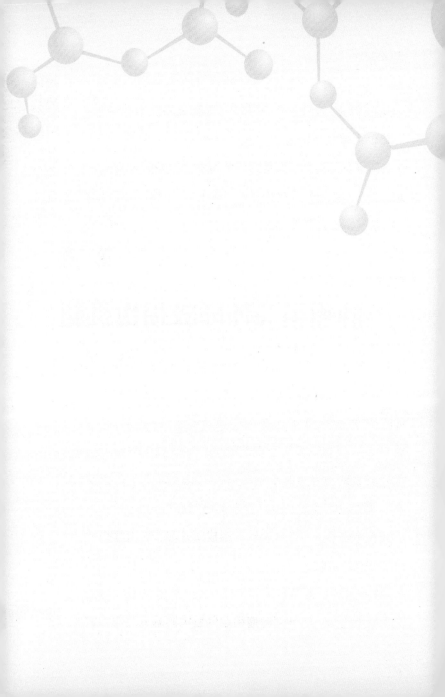

一、肿瘤对呼吸系统的损伤机制

肺部恶性肿瘤包括原发性支气管肺癌及肺转移瘤。前者简称肺癌，为起源于支气管黏膜或腺体的恶性肿瘤。肺转移瘤由身体其他部位的恶性肿瘤转移而来，多见于消化系统、泌尿生殖系统和软组织肿瘤，可通过血行播散、淋巴道转移等在肺内形成病灶。肺癌与肺转移瘤对呼吸系统的损伤机制与肿瘤所在部位有关。气管、支气管、肺实质的不同破坏导致呼吸系统出现障碍。

（一）原发性肺癌对呼吸系统的主要损伤机制

1.肺不张

肺不张为一个或多个肺段或肺叶的容量或含气量减少。由于肺泡内气体吸收，常伴受累区透光度降低，邻近结构向不张区聚集，有时可见肺泡腔实变，其他肺组织代偿性气肿。肺不张主要原因为肿瘤在支气管腔内生长导致阻塞，发生阻塞的肺部分或完全无气，体积萎缩，有时腔外肿瘤和转移肿大淋巴结亦可压迫支气管，导致管腔狭窄，肿瘤侵及胸膜形成恶性胸水压迫肺组织也会引起肺不张。

2.阻塞性肺炎

原因很多：①肺部肿瘤引起气管内阻塞或外压，常致梗阻远端支气管内引流不畅并发细菌感染；②肿瘤浸润性生长会使支气管黏膜正常防御功能受损害，癌灶周围管壁不同程度充血水肿，管腔狭窄；③肿瘤表面坏死物会使支气管出现不全或完全阻塞，导致引流不畅，细菌滞留感染。

3.胸水

肿瘤侵犯胸膜，破坏毛细血管壁，导致液体外渗增多；或癌细胞堵塞胸膜淋巴管，使淋巴液回流受阻，胸膜毛细血管静水压升高，可产生恶性胸水。大量恶性胸水导致肺组织被压缩，产生咳嗽、胸闷、呼吸困难等症状。

4.咯血

肿瘤侵犯支气管黏膜可致咯血，多为痰中带血。当肿瘤侵及小血管使管壁破溃或癌性空洞壁中肺动脉分支形成的小动脉瘤破裂，则会造成中–大量咯血。

5.肺栓塞

当瘤细胞侵入静脉血管，迅速增长并脱落即形成癌栓，进入肺部血管，会致肺栓塞。常起病急剧，为临床急症。患者突然发生不明原因虚脱、面色苍白、出冷汗、呼吸困难、胸腔刺痛、咳嗽、咯血、脑缺血等症状。

（二）肺转移瘤对呼吸系统的主要损伤机制

肺转移瘤途径主要为血行性、淋巴性、胸膜播种性。

1.血行性肺转移

肺外原发灶的瘤细胞就近侵入静脉（体静脉系统），肺癌经肺外支气管静脉进入体循环静脉，并以瘤细胞团形式存在，继而通过右心进入肺动脉，再逐级到达肺小动脉成瘤栓。

2.淋巴性肺转移

血行转移至肺的瘤细胞在末梢血管内形成癌栓可致淋巴性肺转移；纵隔和肺门淋巴结转移，引起淋巴回流受阻，经肺内淋巴管逆行性向末梢肺组织进展可致淋巴性肺转移；转移至胸膜的癌细胞经肺内淋巴管倾向性向肺门淋巴结进展可致淋巴性肺转移。淋巴性肺转移主要表现为癌性淋巴管炎。肺淋巴管位于肺组织支架结构中，如小叶内间质、小叶间隔、支气管-血管束周围、胸膜下等部位，瘤细胞可在其中浸润、堆积、水肿、渗出和纤维化，形成白色网状隆起，还可沿淋巴管蔓延或支气管-血管束周围的血管丛蔓延，导致淋巴管炎。

3.胸膜播种性转移

肺外原发瘤可经血液系统转移至胸膜，在胸膜表面广泛种植，形成胸膜结节或恶性胸水。转移到肺的常见恶性肿瘤有以下几种。

（1）乳腺癌：症状和对呼吸系统损伤因转移方式和病变程度而异，如转移至肺间质主要表现为孤立性肺结节，较少出现症状。位于支气管内膜时，可表现为咳嗽、血痰、阻塞性肺炎或肺不张等类似原发性中心型肺癌症状。侵犯胸膜产生胸水，主要表现为胸闷、气急等。同时伴有纵隔转移，可表现为声音嘶哑、上腔静脉综合征、膈麻痹及食道或气管压迫症状，偶因瘤栓致进行性呼吸困难，表现为急性肺栓塞。

（2）肺癌：肺癌可经淋巴转移、逆行播散等发生肺内转移。临床表现多同原发肺癌，如刺激性干咳、反复持续痰中带血、胸痛，正规抗感染、抗结核治疗无效，有时应特别注意肺癌肺外表现，如声音嘶哑、头痛、肢体麻木、肌力下降、骨痛等。

（3）食管癌、胃癌、结直肠癌：上述肿瘤转移至肺临床表现无特异性，不典型，多数无明显症状，病情发展多为咳嗽、胸痛、胸闷，偶咯血或胸部填塞感。晚期食管癌局部侵犯气管、支气管可致食管气管瘘，出现胸痛、饮水或进食后呛咳，部分肺部感染会致发热。

（4）肾癌：肾癌肺转移一般在发现原发肿瘤后，症状也可在原发肿瘤发现之前，早期常缺乏明显症状，如为支气管内膜转移，症状与原发性中心型肺癌几乎无区别，表现为咳嗽、咳痰、咯血和胸痛等，偶尔出现杵状指和肺性肥大骨关节病等。

（5）绒癌：绒癌早期可经血液转移至全身脏器，肺转移率高达70%，典型症状为发热、咳嗽、咳痰，有时痰中带血，原发灶行手术治疗后，可出现乏力、胸闷、气短等，亦可无症状，严重者可致低氧血症和呼吸衰竭。

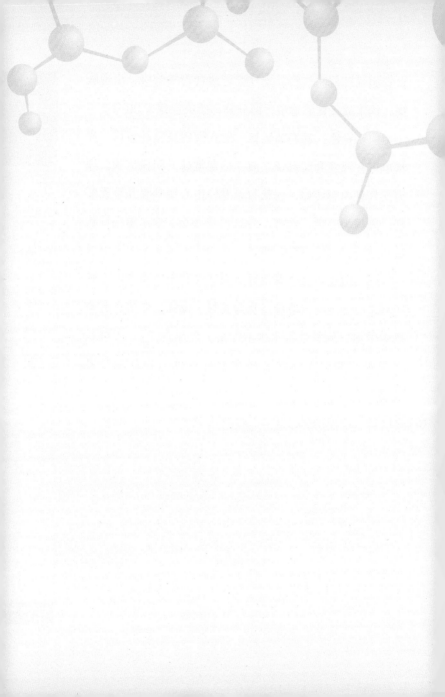

第三章

肿瘤相关性肺部感染

一、常见肺部感染的发生机制

肺部感染的前提是病原微生物进入下呼吸道，并增殖、产生致病因子，最终导致炎症反应和组织损伤。微生物入侵下呼吸道和肺的途径有：①空气中微生物被吸入：空气中大部分微生物存在于悬浮颗粒表面。正常情况下，肺泡巨噬细胞能快速清除大部分微生物，但肿瘤患者免疫功能低下，微生物可逃避巨噬细胞的杀菌作用。②口咽部分泌物误吸：口咽部以低毒力的混合菌群为主，在应用广谱抗菌药物、危重病、胃肠道反流等情况下，会出现菌群紊乱和致病菌定植，吸入下呼吸道，可能造成感染。③肺外感染灶的血行种植。④通过纵隔或膈下区直接蔓延。前两者是发生肺炎的最常见机制。此外，体内潜伏微生物在免疫功能下降活化也可导致肺部感染。

进入下呼吸道的致病菌超过了机体清除能力，则发生肺部感染。正常情况下，防止下呼吸道微生物增殖的机制有：①支气管黏液捕获病原体，再经纤毛上皮细胞摆动和咳嗽动作将黏液排出到咽部；②溶菌酶、乳铁蛋白、免疫球蛋白和补体等呼吸道分泌物中的体液免疫因子，可杀死细菌或抑制黏附；一些分泌蛋白和胶原凝集素有抑制呼吸道病毒的作用；③肺泡巨噬细胞等细胞免疫功能。在下列病理生理情况下这些机制可受到损害，相应发生肺炎的可能性大大增加。①纤毛系统异常：如纤毛运动功能失调综合征中呼吸道纤毛运动紊乱可导致黏液淤滞，无法将病原体排出；②咳嗽反射受损；③病毒感染、理化损伤、气管插管等导致支气管黏膜破损，从而病原体易于黏附和定植；④支气管扩张等结构损害；⑤贫血、肿瘤、肝肾功能不全、营养不良、大创伤、大手术等严重的全身性疾病以及应用糖皮质激素和免疫抑制剂情况下免疫功能受损；⑥原发性免疫功能缺陷病、HIV感染等各种固有免疫和获得性免疫受损。

二、肿瘤相关肺部感染的发生机制

发生肺部感染与否取决于侵入下呼吸道病原体的毒力和数量，以及机体机械屏障和免疫功能状态。肿瘤及其相关治疗以多种方式损害了机体的免疫状态而导致肺部感染易感性增加。

（一）肺部原发瘤与肺部感染

（1）支气管管腔内新生物导致相应叶段黏液引流不畅导致阻塞性肺炎。

（2）上皮屏障破损，如肺鳞癌支气管上皮黏膜受损致细菌、真菌感染增加。

（二）肺外肿瘤或转移瘤与肺部感染

（1）血液系统肿瘤导致白细胞数量和功能异常，例如急性白血病、淋巴瘤继发感染，有时发热、咳嗽等肺部感染症状可作为肿瘤首发症状，接诊医生应注意鉴别，特别是反复、多部位感染的患者。

（2）肿瘤恶病质导致机体免疫功能下降增加易感性。

（3）食道肿瘤相关进食困难导致贫血、营养不良等。

（4）颅脑肿瘤导致神志障碍影响吞咽、咳嗽反射，导致吸入性肺炎。

（三）控瘤治疗与肺部感染

（1）免疫抑制剂：包括化疗药物、骨髓/实体器官移植后抗排异药物、用于治疗免疫相关性肺炎及放射性肺炎的糖皮质激素、部分靶向药物等。

（2）气管、支气管肿瘤性狭窄支架置入致局部屏障功能受损而继发感染。

（3）免疫检查点治疗相关感染，如潜伏结核复燃。

（4）鼻咽癌等头颈部肿瘤放疗导致吞咽功能受损而增加吸入性肺炎风险。

（5）胸部肿瘤手术并发症：如食管癌术后食管气管

瘘、食管纵隔瘘所致的肺部感染，胸部手术后胸腔感染、残端感染或残腔感染等。

三、肿瘤相关性肺部感染危险因素的评估

肿瘤相关肺部感染的原因可以是肿瘤患者既往肺部基础疾病引起的感染发生或加重，亦可是肿瘤所致免疫力低下或因控瘤治疗所致骨髓抑制、肺间质病变、肺结构改变等引起的感染，诊断前需分析高危因素：①原发性免疫缺陷疾病；②活动性或1年内的恶性肿瘤，不包括局限性皮肤癌和早期癌（如Ⅰ期肺癌）；③接受肿瘤化疗或放疗；④获得性免疫缺陷综合征（AIDS）伴随CD4+T淋巴细胞计数<200个/μl；⑤实体器官移植后；⑥造血干细胞移植术后；⑦长期系统性激素治疗：等效泼尼松≥20 mg/d持续14天以上或总剂量>700 mg；⑧接受生物免疫调节剂治疗；⑨正在使用抗风湿药或其他免疫抑制剂（如环孢素、环磷酰胺、羟氯喹、甲氨蝶呤）。

四、临床表现

（一）呼吸系统表现

发热、咳嗽、咳痰、气促，严重者发绀、呼吸困难等。

（二）全身症状

累及全身多器官系统时引起相应症状，如头痛、咽痛、鼻塞、全身乏力、肌肉酸痛；畏寒、寒战；腹痛、腹泻；尿频、尿急，等等。

（三）肿瘤相关肺部感染

如阻塞性肺炎或吸入性肺炎。

五、临床诊断

建议在肺炎诊断上积极寻找病原学依据，实现目标治疗。

（一）原则

结合症状、体征、实验室检查、影像学及排除非感染疾病后诊断。

（1）症状：咳嗽、咳痰、发热等。

（2）体征：干湿啰音或无明显体征。

（3）实验室检查：WBC升高或降低，特别注意中性粒细胞降低和淋巴计数（尤其是CD4+淋巴细胞）、C反应蛋白、降钙素原升高有一定特异性，血沉升高为一定依据。

（4）影像学：渗出、实变、结节、间质改变（磨玻璃影、机化等）、胸腔积液等。可为新发，也可为既往加重，需与肿瘤相关非感染疾病鉴别。

（二）病原学检测

1.标本获取

血液、合格痰标本、下呼吸道分泌物、支气管肺泡灌洗液、胸水、尿液等均可作为送检标本。对无禁忌证患者，积极行支气管镜检查，采用气管吸引、保护性毛刷和支气管肺泡灌洗留取标本，并及时送检。在抗菌药物使用或更换前采集上述标本。

2.主要病原学检测

（1）涂片、培养、药敏。直观可靠，敏感性及特异性高。药敏结果可指导抗菌药物使用；但耗时长，技术要求高，受培养方法、抗菌药物使用、标本送检时机等影响。

（2）血清学检查。简单快速，廉价；需急性期与恢复期双份血清标本呈现4倍及以上变化才具临床价值，且抗体产生受宿主免疫状态影响，不作为早诊依据。

（3）分子诊断技术。PCR技术、宏基因组二代测序技术（mNGS）、基因芯片技术。mNGS技术检测敏感性及特异性高、无偏倚，在疑难、危重、特殊患者中有较好临床价值，尤其适用免疫抑制患者少见病原体或混合感染的检测，也用于肺部弥漫病变中感染与非感染因素的鉴别。

六、鉴别诊断

肿瘤相关肺部感染主要需与可致肺部影像学改变的非感染性疾病鉴别。

（一）肺原发疾病

肺部肿瘤进展、非感染性肺间质性疾病、肺水肿、肺不张、肺栓塞、肺嗜酸性粒细胞浸润症及肺血管炎等。

（二）控瘤药继发/诱发的肺毒性和损伤

1.免疫性肺炎如免疫检查点抑制剂相关肺炎

使用免疫检查点抑制剂后（9天到19个月不等）新出现呼吸困难和/或其他呼吸症状体征（包括咳嗽和活动耐量下降），影像学提示新发肺部浸润。其影像学急性期以急性间质性肺炎为主，组织期表现为组织性肺炎，进展至纤维化期则以非特异性间质性肺炎为主。

2.维甲酸诱导分化综合征

指急性早幼粒白血病使用分化剂（全反式维甲酸和三氧化二砷）治疗出现难以解释的发热、伴间质肺浸润的呼吸窘迫和/或导致急性肾衰为特征的综合征。影像学特征为周围网状结节和磨玻璃样渗出及胸水。

3.过敏性肺炎

部分控瘤药物（如甲氨蝶呤、博来霉素、曲磷胺）可致过敏性肺炎，影像学表现为弥漫性或以上叶为主的小叶中心性磨玻璃结节，可能伴空气潴留，可发展为上叶坏死及牵拉支气管扩张。

4.弥漫性肺泡出血

控瘤药物（如环磷酰胺、白消安、博来霉素、丝裂霉素、环己亚硝脲）引起肺泡微循环损伤、炎症和/或细胞因子释放所致临床综合征，以咳嗽、咯血、低氧血症为主要特征。

5.机化性肺炎

传统化疗药（博来霉素、阿扎胞苷、吉西他滨、奥沙利铂）、分子靶向药物（雷帕霉素、依维莫司、利妥昔单抗）、免疫治疗药物（伊匹单抗、纳武单抗）等引起，典型影像学为散在分布的单侧或双侧实变影，最常累及下肺，可伴空气支气管征，实变周围可见轻度支气管扩张，有时伴网状影；磨玻璃衰减、反晕征、带状影也是其特征性改变。

6.药物性肺水肿

可由控瘤药（如甲氨蝶呤、环磷酰胺、阿糖胞苷）等引起，影像学多表现为双肺弥漫片状实变或磨玻璃影，以肺门为中心向心性分布。

（三）放射性肺炎

常于放疗后6个月内发生，影像学主要表现为与受照射范围一致的斑片状淡薄密度增高影、空气支气管征、条索影。肺实变影或蜂窝样改变，早期改变可在受照射后6个月内消散，也可进展为晚期纤维化改变。

（四）继发性肺泡蛋白沉积症

可发生于恶性肿瘤（最常见于血液系统恶性肿瘤，也可见于肺癌）患者。以干咳、呼吸困难、低氧血症为主要特征。胸部CT见特征性"地图样"改变或"铺路石"征。

（五）肺外肿瘤累及肺部

如间变性大细胞淋巴瘤，多以咳嗽、进行性呼吸困难为首发表现，常被误诊为肺炎，影像学以结节、肿块或实变为主，沿淋巴管分布小结节或小叶间隔增厚亦常见。

（六）免疫重建炎症综合征（IRIS）

使用某些控瘤药物（如单抗和酪氨酸激酶抑制剂）的患者处于免疫抑制状态，停药后，宿主从免疫抑制突转为相对免疫激活和促炎状态，原生免疫反应重建可导致对机会性感染的过度反应。当肺部发生IRIS时，常表现为发热、咳嗽、喘息等症状，胸部影像学进展，以及既往未受累脏器新发病变；但影像学表现缺乏特异性。

（七）植入综合征

造血干细胞移植后可表现为非感染性发热、皮疹、毛细血管渗漏和非心源性肺水肿。影像学见弥漫性网结节状阴影或间质水肿、胸水。

七、肿瘤相关肺部感染的治疗

（一）常用经验性抗菌治疗

按CAP/HAP核心病原体+肿瘤因素所致特定病原体拟定治疗方案。

1. 肿瘤合并社区获得性肺炎

本质上仍为社区获得性肺炎，如无特殊高危因素，可参考社区获得性肺炎指南覆盖包括肺炎链球菌、非典型病原体、流感嗜血杆菌等在内的核心病原体。常可选择喹诺酮类抗菌药物、β内酰胺类抗生素联合四环素类或大环内酯类抗生素抗感染治疗。如肿瘤患者反复住院和/或反复抗菌药物使用，需充分评估医院相关病原体的社区发作，注意铜绿假单胞菌、金黄色葡萄球菌高危因素的识别，病原体评估过程中需充分考虑个体高危因素、疾病严重程度、既往定植或感染过的病原体、3个月内使用的抗菌药物等因素，结合当地当时流行病学环境。常用抗菌药物包括酶抑制剂复方制剂或碳青霉烯类抗生素，考虑MRSA可能时选择万古霉素或利奈唑胺。

2.肿瘤合并医院获得性肺炎

肿瘤患者住院期间出现肺炎，最常见由细菌感染引起，也可出现真菌或病毒感染，常见病原菌的分布及其耐药性特点随地区、医院环境、暴露于抗菌药物情况不同而异。我国HAP常见病原菌包括铜绿假单胞菌、肺炎克雷伯杆菌、鲍曼不动杆菌、金黄色葡萄球菌、大肠埃希菌等。院内获得性肺炎常选择的抗菌药物：酶抑制剂复方制剂或碳青霉烯类抗生素，考虑MRSA可能时选择万古霉素或利奈唑胺。多重耐药革兰阴性菌抗感染治疗时可考虑联合治疗，如β-内酰胺类抗菌药物联合喹诺酮或氨基糖苷类抗菌药物，鼓励根据药敏结果，尤其是联合药敏结果选择药物。

3.肿瘤合并呼吸机相关性肺炎

肿瘤患者在机械通气期间出现呼吸机相关性肺炎面临的耐药菌风险甚至高于医院获得性肺炎，患者所在病区的流行病学资料对抗菌药物选择至关重要。抗菌药物选择整体策略与医院获得性肺炎相似。

4.肿瘤导致的阻塞性肺炎

肿瘤导致支气管堵塞所致阻塞性肺炎的治疗除常规覆盖需氧菌外，还需兼顾厌氧菌。如选择酶抑制剂复方制剂或碳青霉烯类抗生素时可覆盖厌氧菌，如选择其他不能覆盖厌氧菌抗菌药物时可通过联合治疗覆盖厌氧菌，如甲硝唑等。

（二）肿瘤合并肺真菌感染的治疗

因肿瘤或肿瘤治疗药物所致免疫功能受损均可成为真菌感染的高危因素。肿瘤患者发生肺部感染情况下应充分评估患者免疫状态，根据临床症状、影像学等评估真菌感染可能和真菌感染的种类。

（三）肿瘤合并病毒感染的治疗

病毒是重要的社区获得性肺炎病原体，也可成为院内肺炎的病原体。流感病毒、呼吸道合胞病毒、腺病毒等是重要的社区获得性肺炎病原体，在高度怀疑或明确流感病毒肺炎的患者中推荐早期抗病毒治疗，治疗药物包括奥司他韦、阿比多尔等。在免疫缺陷肿瘤患者中还可出现巨细胞病毒等机会病原体感染，巨细胞病毒肺炎首选抗病毒药物更昔洛韦。

（四）肿瘤合并肺部感染的目标治疗

肿瘤及控瘤治疗药物均可导致患者免疫功能下降，机会性致病原感染机会增加。机会病原体的经验性评估困难，应在经验性治疗同时积极进行病原学检查，争取尽快明确病原体实现目标治疗。

（五）非抗感染治疗

（1）维持呼吸道通畅，积极翻身拍背，体位引流，必要时行气管镜吸痰，引流分泌物。

（2）口腔清洁护理，防止反流误吸。合理氧疗，必要时行机械通气和体外膜肺氧合。

（3）控瘤治疗以纠正肿瘤所致免疫低下，营养支持，痰液引流和廓清等。

（4）对症治疗：维持液体、电解质和酸碱平衡，控制血压血糖，防应激性溃疡。

（六）控瘤治疗继发肺部感染的特殊考虑

（1）化疗药物可导致白细胞下降，对粒细胞减少或粒细胞缺乏患者呼吸道感染的治疗要兼顾细菌及真菌，常需广谱抗生素。

（2）控瘤治疗相关的免疫功能低下的纠正，包括停药和相关治疗：如PD-1/PD-L1抗体类药物相关的呼吸系统感染；小分子靶向药物相关的呼吸系统感染，如CD20单抗与PJP、TNF-α单抗与TB；激素使用与呼吸系统感染等。

第四章

肿瘤与肺栓塞

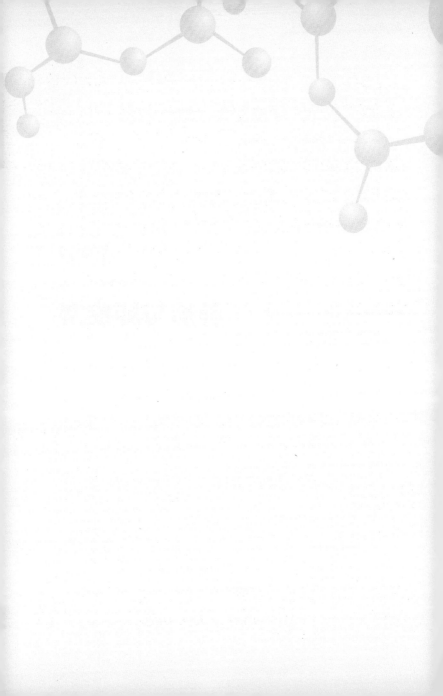

静脉血栓栓塞症（venous thromboembolism，VTE）包括深静脉血栓形成（deep vein thrombosis，DVT）和肺血栓栓塞症（pulmonary thromboembolism，PTE），是同一种疾病在两个不同阶段的临床表现。DVT是指血液在深静脉腔内异常凝固，阻塞静脉管腔，导致血液回流障碍，引起远端静脉压力升高、肢体肿胀、疼痛及浅静脉扩张等一系列临床症状。血栓一旦脱落，随血流进入肺动脉，阻塞肺血管引起PTE的发生。静脉血栓栓塞是肿瘤常见的并发症之一，也是肿瘤患者的第二大死因。国外流行病学调查发现，肿瘤患者发生血栓风险升高4.1倍，而化疗者升高6.5倍。17%~29%的新发VTE由恶性肿瘤导致，VTE是肿瘤患者独立的预后危险因素，合并VTE的肿瘤患者生存期较不合并者缩短。

一、肿瘤合并VTE的机制

肿瘤合并VTE的机制是多方面的，主要包括以下几个方面。

（一）激活凝血系统

与正常细胞比，肿瘤细胞可表达分泌多种促凝物质，特别是在某些基因突变的肿瘤患者中，例如*STK11/LKB1*、*KEAP1*、*MET*、*CTNNB1*、*CDKN2B*以及*KRAS*

突变。促凝物质包括：tissue factor（TF/F3）、podo-planin，以及其他因子（poly-phosphate chromatin，pro-teinase activated receptor 1-2 [PAR1-2]、factor VII [FVII]、FVIII）。这些物质可激活血小板聚集和凝血系统导致血栓。

（二）抑制纤溶系统和抗凝系统

瘤细胞通过表达纤溶酶原激活物抑制剂1（PAI-1）、PAI-2等，抑制机体纤溶功能。瘤细胞还可使肿瘤微环境血管内皮细胞蛋白受体表达降低，导致蛋白C活性降低，促进血栓形成。

（三）损伤血管内皮

巨噬细胞吞噬瘤细胞，能释放肿瘤坏死因子、白细胞介素-1、白细胞介素-6等物质损伤血管内皮；肿瘤侵犯血管内膜，会致血管内皮损伤，诱发血栓。

（四）肿瘤直接压迫血管

肿瘤可压迫邻近血管，导致血流不畅、血液瘀滞，诱发血栓。

（五）治疗相关性机制

各种控瘤药物、放疗等可杀灭瘤细胞，释放细胞内更多促凝物质，外科手术亦可通过损伤血管内皮细胞诱发血栓。

二、临床表现

在原有肿瘤临床症状基础上，可出现肺栓塞相关的临床表现，可因肺动脉血栓栓塞部位、程度不同而表现不同。肺动脉主干及左右肺动脉干栓塞，可出现低血压休克，及心跳、呼吸骤停导致猝死；中小肺动脉分支栓塞，主要表现为咳嗽、呼吸困难、胸痛。有的可出现咳血，部分小的肺动脉栓塞临床表现不明显。肺栓塞的临床表现无特异性。

三、诊断及鉴别诊断

（一）肺栓塞诊断方法

（1）CT的肺血管造影（CTPA），是目前最为常用的方法，可发现肺动脉充盈缺损。CTPA主要用于叶段以上肺动脉栓塞的诊断。

（2）放射性核素通气灌注扫描，也就是肺的V/Q扫描，肺栓塞可导致肺动脉灌注不足，在核素灌注扫描图像上表现为冷区域，通常受累区肺通气正常，造成通气与灌注不相符的图像表现，即肺内通气正常区的灌注降低或消失，常用于亚段以下肺栓塞的诊断依据。

（3）MRI，可直接显示肺动脉内栓子及急性肺栓塞所致低灌注区，常适用于孕妇（避免辐射到胎儿）和肾脏用造影剂有损害的人群。

（4）肺动脉造影是诊断急性肺栓塞的"金标准"，直接征象有肺动脉内造影剂充盈缺损，伴或不伴"轨道征"的血流阻断；间接征象有肺动脉造影剂流动缓慢，局部低灌注，静脉回流延迟。由于有放射线暴露，目前已被CTPA逐渐替代，但在行经皮导管介入治疗时仍采用。

（5）D-二聚体阴性在非肿瘤患者中具有重要阴性诊断价值，但多数肿瘤患者D-二聚体水平非特异性增高。有研究显示，将D-二聚体临界值提高至700 μg/L或使用年龄校正临界值，可使肿瘤患者急性肺栓塞排除比例由8.4%升至13%或12%，而相应假阴性比例无明显变化。

（二）肺栓塞分层诊断

肺栓塞诊断后，须行危险分层，与患者预后及不同治疗方案密切相关。

1. 高危肺栓塞

发生休克或持续低血压（收缩压低于90 mmHg或血压下降大于40 mmHg持续15分钟以上）为高危肺栓塞。

2.中危肺栓塞

未发生休克或持续低血压，但超声心动图提示右心室形态功能异常（右心室增大、室间隔左移、右心室射血分数降低）及/或心脏生物学标志物异常（pro-BNP及肌钙蛋白升高）者为中危肺栓塞，若右心室形态功能及心脏生物学标志物两者均异常为中高危肺栓塞，只有一项异常者为中低危肺栓塞。

3.低危肺栓塞

未发生休克或持续低血压，且无超声心动图提示右心室形态功能异常及心脏生物学标志物异常者为低危肺栓塞。

（三）肺栓塞鉴别诊断

由于急性肺栓塞临床表现无特异性，需和其他可致呼吸困难、胸痛及咳血的疾病相鉴别。主要包括急性心肌梗死、肺炎、气胸等。

四、肿瘤合并肺栓塞的治疗

肿瘤合并肺栓塞的治疗目的和方法与普通肺栓塞相类似。目的在于恢复闭塞肺动脉的血流以挽救生命，或预防潜在致命性栓塞再发。治疗方法包括一般治疗、药物治疗、手术介入治疗。

（一）肺栓塞治疗原则

1.高危急性肺栓塞

高危急性肺栓塞患者住院期间死亡风险极高，尤其在入院后数小时。应及时给予血流动力学和呼吸支持。起始抗凝首选静脉普通肝素。直接再灌注治疗是高危急性肺栓塞患者的最佳选择。有溶栓禁忌或溶栓失败伴血流动力学不稳者，可行外科血栓清除术。对全量全身溶栓有禁忌或溶栓失败者，也可经皮导管介入治疗。再灌注治疗后序贯抗凝治疗。

2.中危及低危急性肺栓塞

不推荐常规全身溶栓治疗，抗凝治疗为关键。皮下注射低分子量肝素或磺达肝癸钠是大多数不伴血流动力学障碍的急性肺栓塞患者初始治疗的最佳选择，需除外合并严重肾功能不全患者。对中高危患者，应严密监测，以及早发现血流动力学失代偿，一旦出现低血压及休克即启动补救性再灌注治疗。对中低危患者，建议给予抗凝治疗。低危患者，可考虑早期出院和家庭治疗。

（二）一般治疗

包括吸氧、镇静、止咳，必要时止痛及安静休息。

（三）药物治疗

包括抗凝治疗及溶栓治疗，抗凝治疗是肺栓塞治疗的基础，需根据肺栓塞危险分层行个体化治疗。

1.抗凝治疗

肿瘤合并肺栓塞的抗凝治疗药物包括肝素类、新型口服抗凝药物及维生素K拮抗剂（vitamin K antagonist，VKA）。一旦确诊，如无禁忌证，应立即启动治疗。选择抗凝药物应综合考虑肿瘤类型、出血风险、胃肠耐受性及在用药物与抗凝药间的相互作用等因素。首选药物是低分子肝素，与VKA相比，疗效明显占优，且大出血风险显著降低。初始抗凝治疗时，低分子量肝素和磺达肝癸钠优于普通肝素，发生大出血和肝素诱导血小板减少症（HIT）的风险也低。普通肝素具半衰期短，抗凝效应易监测，可迅速被鱼精蛋白中和的优点，推荐用于拟直接再灌注的患者，以及严重肾功能不全（肌酐清除率<30 mL/min）或重度肥胖患者。只要肿瘤仍处于活动期，即应长期给予抗凝治疗。

抗凝治疗的禁忌证：①严重的活动性出血（脑、消化道、泌尿系或其他部位等）；②3个月以内发生脑血管事件（脑梗死、脑出血）；严重的凝血功能障碍；肝功能衰竭；10天内消化道出血病史；合并消化道溃疡、消化道恶性肿瘤等；3个月以内神经系统（颅内、脊髓）手术病史；③3个月以内发生颅内创伤性疾病；10天以内心肺复苏病史；10天以内的重大非血管手术或创伤病史；未获良好控制的高血压患者：收缩压≥180 mmHg，舒张压≥110 mmHg；颅内肿瘤；近期眼外科手术病史。上述很多禁忌证为相对禁忌，必须权衡抗凝利弊，必要时即使存在抗凝禁忌，也可在严密观察下抗凝药剂量减小下抗凝。

（1）普通肝素：首先给予负荷剂量2000~5000 IU或80 IU/kg静脉注射，继之以18 IU/kg/h持续静脉滴注。抗凝必须充分，否则将严重影响疗效。在初始24 h内需每4~6 h测定活化的部分凝血活酶时间（APTT）1次，并根据APTT调整普通肝素的剂量，使其尽快达到并维持于正常值的1.5~2.5倍。对于每日需要较大剂量普通肝素（一般指剂量>35000 U/d）仍不能达到治疗范围APTT的患者，推荐通过测定抗Xa因子水平以指导普通肝素剂量。在使用普通肝素的第3~5天必须复查血小板计数。若患者出现血小板计数迅速或持续降低超过50%，或血小板计数<100×10⁹/L，应立即停用，一般停用10天

内血小板数量开始恢复。肝素治疗的患者若出现严重的出血，应立即停用或减量，一般4 h后抗凝作用消失。严重者可用硫酸鱼精蛋白中和，硫酸鱼精蛋白注射液1~1.5 mg可中和1 mg肝素。

（2）低分子量肝素：自2003年首次证实，低分子肝素明显优于以往长期用于肿瘤合并VTE的VKA以后，其逐渐成为治疗肿瘤合并VTE的首选抗凝药物。低分子肝素由普通肝素直接分离或普通肝素降解后再分离而得，其平均分子量大约是普通肝素的1/3。其主要与AT、Xa因子结合形成低分子肝素-AT-Xa复合物发挥抗凝作用。低分子肝素半衰期较长（约4 h），皮下注射，一般情况下无须监测凝血指标，但在妊娠期间需定期监测抗Xa因子活性。血小板减少的发生率也显著低于普通肝素，目前已逐步取代普通肝素。临床上按体质量给药，每次100 U/kg，1次/12 h。由于低分子肝素皮下注射不方便，且费用偏高，一定程度上限制了其在临床中用于肿瘤合并VTE的治疗。新型口服抗凝药就成为替代选择。但需要注意的是，对于有高度出血危险的患者以及严重肾功能不全的患者，抗凝治疗应该首选普通肝素而不是低分子肝素。

（3）磺达肝癸钠：磺达肝癸钠是选择性 Xa 因子抑制剂，2.5 mg 皮下注射，每天 1 次，无须监测。其清除随体重减轻而降低，对体重<50 kg 的患者慎用。严重肾功能不全（肌酐清除率<30 mL/min）的患者，可造成磺达肝癸钠体内蓄积而增加出血风险，应禁用。中度肾功能不全（肌酐清除率 30~50 mL/min）的患者应减量 50%。

（4）新型口服抗凝药：无论是否合并肿瘤，维生素 K 拮抗剂是应用最早、最为广泛的口服抗凝药物，是抗凝治疗的基石，其中华法林国内最常用。但目前已被新型口服抗凝药所取代。近年来，新型口服抗凝药广泛用于临床。

非维生素 K 依赖的新型口服抗凝药（NOAC）：包括直接凝血酶抑制剂（达比加群）和直接凝血因子 Xa 抑制剂（利伐沙班、阿哌沙班、艾多沙班）。其对肿瘤相关肺栓塞明显优于 VKA，VTE 复发率低且出血风险相当，已广泛应用于临床。利伐沙班 15 mg，每天 2 次，连续 3 周；继以 20 mg，每天 1 次，可有效治疗急性肺栓塞。阿哌沙班口服治疗 10 mg，每天 2 次，持续 7 天；继以 5 mg，每天 2 次。艾多沙班口服治疗 60 mg，每天 1 次

（肠道外抗凝治疗5天后），若有以下情况之一，减至30 mg，每天1次：①CrCl 15~30 ml/min；②体重≤60 kg；③同时使用强效P-gp抑制剂。利伐沙班和阿哌沙班可作为单药治疗（不需合用肠道外抗凝剂），但急性期治疗的前3周（利伐沙班）或前7天（阿哌沙班）需增加口服剂量。有研究证实与低分子肝素比较，利伐沙班治疗组VTE的复发率相当，但在胃肠肿瘤患者中，其出血风险增高。在艾多沙班的应用中，也观察到类似的现象。因此，在肿瘤合并VTE患者拒绝或者无法使用低分子肝素时，艾多沙班、利伐沙班可以作为替代选择，但对于合并胃肠道肿瘤患者，需要更多研究来支持口服NOAC治疗。日本前瞻性多中心ExCAVE研究显示,艾多沙班治疗胃肠道肿瘤伴无症状血栓形成的患者，60 mg或30 mg每天一次（未预先使用肝素预治疗），总体安全性良好，无出血相关死亡事件。由于NOAC依赖CYP3A4和P糖蛋白代谢，所有抑制这两种途径的药物均会影响NOAC的抗凝效果，因此不建议NOAC与唑类抗真菌药物（伊曲康唑、伏立康唑、泊沙康唑）及HIV蛋白酶抑制剂全身应用时联合使用。艾多沙班相较于其他NOAC,经CYP3A4和P糖蛋白代谢比例较少，药物相互作用更少。

（5）华法林：对于肿瘤合并肺栓塞的患者，如果因为经济原因无法承担低分子肝素或者NOAC的费用，可以考虑使用VKA抗凝治疗。通常初始与普通肝素、低分子量肝素或磺达肝癸钠联用。推荐初始剂量为1~3 mg，某些患者如老年、肝功能受损、慢性心力衰竭和出血高风险患者，初始剂量还可适当降低。为达到快速抗凝的目的，应与普通肝素、低分子量肝素或磺达肝癸钠重叠应用5天以上，当国际标准化比值（INR）达到目标范围（2.0~3.0）并持续2天以上时，停用普通肝素、低分子量肝素或磺达肝癸钠。需要长期应用时，应定期检测INR，维持在有效治疗区间之内。

2.溶栓治疗

溶栓治疗可迅速溶解血栓，恢复肺组织灌注，逆转右心衰竭，增加肺毛细血管血容量及降低病死率和复发率。临床常用溶栓药物及用法：我国临床上常用的溶栓药物有尿激酶和重组组织型纤溶酶原激活剂（rt-PA）阿替普酶。尿激酶的用法为20000 IU/kg/2 h静脉滴注。目前我国大多数医院采用的方案是rt-PA 50~100 mg持续静脉滴注，无需负荷量。

溶栓禁忌证：①绝对禁忌证：出血性卒中；6个月

内缺血性卒中；中枢神经系统损伤或肿瘤；近3周内重大外伤、手术或头部损伤；1个月内消化道出血；已知出血高风险者；②相对禁忌证：6个月内短暂性脑缺血发作（TIA）发作；应用口服抗凝药；妊娠或分娩后1周；不能压迫止血部位的血管穿刺；近期曾行心肺复苏；难以控制的高血压（收缩压>180 mmHg）；严重肝功能不全；感染性心内膜炎；活动性溃疡。对危及生命的高危急性肺栓塞多数禁忌证应视为相对禁忌证。

溶栓时间窗：急性肺栓塞发病48 h内开始行溶栓治疗，疗效最好，对于有症状的急性肺栓塞患者在14天内溶栓治疗仍有一定作用。

溶栓治疗结束后，每2~4 h测定APTT，水平低于基线值的2倍（或<80 s）时，开始规范的肝素或口服抗凝药物治疗。

（四）外科血栓清除术

高危急性肺栓塞和部分中高危急性肺栓塞的患者，尤其对于溶栓禁忌或失败的患者。在血流动力学失稳前，多学科讨论迅速干预并实施个体化血栓清除术，可使围手术期的死亡率降低至6%或更低。术前溶栓增加出血风险，但不是外科血栓清除术的绝对禁忌证。

（五）经皮导管介入治疗

经皮导管介入治疗可去除肺动脉及主要分支内的血栓，促进右心室功能恢复，改善症状和存活率，适用于溶栓绝对禁忌证的患者。介入方法包括猪尾导管或球囊导管行血栓碎裂，液压导管装置行血栓流变溶解，抽吸导管行血栓抽吸以及血栓旋切。对无溶栓禁忌证的患者，可同时经导管溶栓或在机械捣栓基础上行药物溶栓。

第五章

肿瘤与气道阻塞

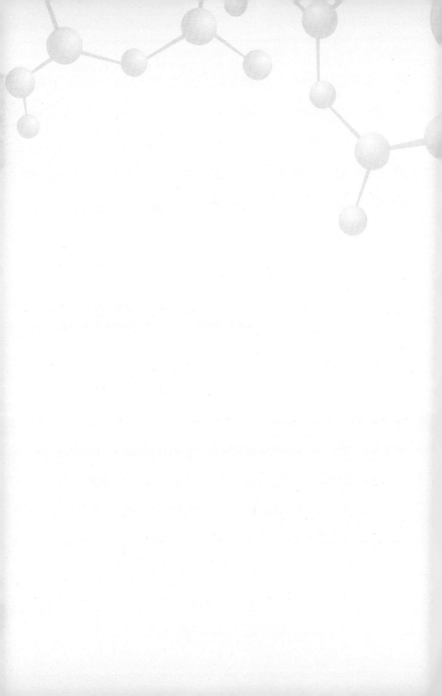

一、肺癌导致气道并发症治疗

(一)气道狭窄

恶性中心气道狭窄是指气管、隆突、左右主支气管及中间段支气管因原发或转移瘤所致狭窄,可致患者临床上出现不同程度呼吸困难或窒息死亡。

(二)干预措施

1.指征

对不能经过外科手术进行根治切除治疗,或因各种原因患者明确拒绝外科手术,且伴明显呼吸困难的患者,可以考虑通过呼吸道介入疗法以缓解呼吸困难症状、改善生活质量、赢得更多时间进行其他治疗。但需注意,对气管上段严重狭窄、远端管腔通畅者,尤其是当评估支气管镜下治疗及金属支架置入风险较高时,气管切开也是一种保证通气的选择。

2.干预时机

对介入治疗的最佳时机,目前尚有争议。大多数恶性气道狭窄患者选择呼吸介入治疗,一方面是不得已的选择(从病程、时间上,当下就是能把握的最佳时机),另一方面是一种过渡疗法。

3.干预措施

呼吸介入疗法主要包括热消融、冷消融、临时性气道扩张、机械性清除（硬质支气管镜前端铲除或活检钳清除）及支架置入。不同分区（分段）、不同病理类型、不同气道狭窄类型的恶性气道狭窄患者，治疗方法、支架选择等有一定差异。单纯腔内型狭窄，可通过冷、热消融治疗或机械清除将瘤组织清除而改善气道通畅度；单纯外压型狭窄，可选择临时性气道扩张及置入支架，达到支撑气道作用；对混合型狭窄，可先通过冷、热消融或机械清除削减肿瘤组织，然后置入支架维持气道通畅度。

（1）镜下治疗。

1）热消融治疗：热消融治疗包括高频电切、圈切、氩气刀、激光、微波等。是通过不同形式、对组织产生热效应，对目标组织行切割、止血、汽化、炭化，从而达到消减瘤组织目的。不同热消融工具及方法，可据临床医师的操作经验及习惯进行选择。如：针形电刀：适用于腔内或混合型新生物的切割。高频圈套：适用于腔内型或混合型新生物的圈套切除。氩气刀：适于基底部宽广新生物、气道内黏膜表面弥漫性病变消融，止血。

管壁型狭窄气道新生物的消融可考虑此方法。激光：用于腔内新生物的消融和切除，也可用于难度大的金属支架取出时。

对于单纯外压型狭窄（如巨大纵隔肿瘤导致气道外压狭窄），应避免选择热消融治疗。

术中注意事项：①热消融治疗对气道刺激较大，术中需加深对气道麻醉，以减轻对患者刺激及术后呛咳反应。（一般操作过程中追加使用2%或1%利多卡因局部麻醉）；②低流量给氧或选择空气，避免气道着火。如患者氧饱和度下降，停止治疗，提高给氧浓度，待患者氧饱和度恢复正常，调至低流量给氧或空气，再次治疗；③对针形电刀和激光，消融深度、范围尽量局限于狭窄部位，不伤及软骨或深层组织、不破坏周围正常组织结构，避免瘘的产生；④高频电治疗会干扰电生理，术中需持续检测生命体征，保证生命安全。

2）冷消融治疗：冷冻治疗包括冻融和冻切治疗。在恶性气道狭窄中，多采用冻切治疗，冻切是通过将冷冻探头接触目标组织进行冷冻后，利用冷冻的机械性黏附作用，将探头拽出气道时会将部分组织撕脱带出体外，其过程类似于机械切除。

术中注意事项：①严重气道狭窄在开通气道之前不要使用冻融，因其可引起气道水肿，加重气道狭窄从而加重病情，甚至导致窒息；②冻切没有止血作用，对于血供丰富的新生物，慎重选择。

3）临时性气道扩张治疗：临时性气道扩张治疗包括球囊扩张和硬质支气管镜扩张。恶性气道狭窄（通常为腔外型或混合型狭窄）中球囊扩张通常用于支架置入后扩张不良时快速使支架扩张；而硬质支气管镜扩张则是利用硬质支气管镜通过狭窄部位后停留数分钟以起到扩张狭窄部位的作用，其优点在于扩张的同时不影响通气。

术中注意事项：①尽量减少术中咳嗽；②扩张时一定保持镜下视野清晰。球囊扩张前，应将支气管镜通道内的分泌物等清理干净以便保持视野的清晰；球囊扩张整个过程，都应在清晰视野中进行，以便观察球囊位置、扩张是否充分、有无出血或气道撕裂等并发症发生；③避免暴力扩张。球囊扩张时需根据气道预估直径选择压力，且通常压力应由低到高、循序渐进，球囊膨胀的时间第一次可维持30 s至1 min。无明显出血后可反复2~4次；④球囊充盈扩张时，气道狭窄处会有反作用力，使得球囊中间或一端收缩，而向近端或远端移位，术中要注意及时发现并纠正；⑤硬质支气管镜扩张时要注意患者生命体征、恶性心律失常、顽固性低氧血症。避免气道平滑肌撕裂损伤。

4）机械性清除：机械性清除包括硬质支气管镜前端铲除和活检钳清除。硬质支气管镜前端铲除新生物是一种高效的机械减瘤方法。其适用于气管支气管内源性肿瘤引起的狭窄，不适用于外压导致的狭窄。

需要注意的是：①硬质支气管镜应尽量保持与气道纵轴平行，避免气道穿孔；②铲除的过程应该在直视下将硬质支气管镜前端斜面由新生物基底部的对侧开始旋转并向前推进，将新生物从气道壁钝性分离；③硬质支气管镜铲除新生物后有渗血，可结合氩气刀进行止血。分离后的新生物可由活检钳、异物网、冷冻或吸引取出。活检钳清除新生物效率较低，一般适用于新生物经热治疗或硬质支气管镜切除后的取出。

（2）支架：若恶性气道狭窄能通过冷热消融等治疗后，气道再通良好，可暂不考虑支架置入。外压型狭窄或混合型狭窄需考虑支架置入。支架置入作为一种持续性扩张疗法，可起到维持气道通畅作用。恶性气道狭窄中常用的有金属覆膜支架和硅酮支架；金属裸支架极少用于恶性气道狭窄。恶性气道狭窄首选金属覆膜支架，通过相关治疗后，病灶控制缩小，疾病所致原气道狭窄处气道扩张后可取出支架。

注意事项：①对无法耐受全麻、无法平卧、无法行硬质支气管镜、无法 ECMO 支持（经济受限、基础疾病等），但可行局麻支气管镜检查的危急患者可优先选择金属支架（金属支架置入的流程相对简单、操作时间短，可局麻下置入）；②检查中提前评估气道情况，选择合适气道支架（包括直径、长度）或裁剪合适形状大小的硅酮支架，避免支架置入后反复调整支架或重新置入支架，导致出血、窒息等严重并发症；③支架长度应保证上下缘均越过狭窄段约 5 mm；④金属支架置入时，可观察置入器近端标记物确定支架放置位置是否为佳；支架释放后，需调整支架位置时，支架由远端向近端调整易，由近端向远端调整难。调整支架时，尽量通过活检钳收拢支架近端的线结来调整，避免活检钳直接拖拽金属丝调整时造成活检钳卡顿；若支架释放后，位置尚可但略感欠缺，则不建议调整位置，可待支架继续扩张1~2天后复查；⑤一般情况下金属覆膜支架释放后不需球囊扩张；⑥支架置入后要加强气道湿化、利于痰液排出，尽量不要剧烈咳嗽，以防止支架移位。如出现呼吸困难需立即排查原因；⑦支架置入后，务必要定期随访，以尽早发现相关并发症。支架置入术后2~3天内需复查一次；若第一次复查时情况良好，则一般为术后2~4周再次复查；情况良好，可门诊随访观察。复查支气管镜时，主要观察支架是否移位、支架的支撑效果，是否痰液潴留，患者症状是否改善；并进行气道分泌物的清理治疗，评估其他治疗（如放疗化疗）后病灶是否缩小、气道通畅度是否改善，是否需要取出支架等一系列问题。

二、消化道–气道瘘

消化道–气道瘘指呼吸道与消化道之间存在异常通道，导致消化道内的消化液、食物及水和呼吸道内的气体相互流通，患者不能正常进食、剧烈咳嗽，常存在难以控制的肺部感染，患者生活质量差，生存期较短。

（一）临床分类

1. 食管气管瘘（esophagorespiratory fistula，ERF）

指呼吸道与邻近食管破溃形成病理性交通，最常见为食管中段与左主支气管之间；良性ERF常见于外科术后、气管插管或气管切开损伤气道等医源性因素，还有感染性因素（如结核等肉芽肿性疾病）；恶性ERF多继发于晚期食道癌、晚期肺癌或其他肿瘤转移至呼吸道或消化道。

2. 胸腔胃-呼吸道瘘

食管癌行食管-胃弓上吻合术或颈部吻合术后，胃上提至胸腔或走行于后纵隔食管床，胃与呼吸道间相通而形成瘘。

3. 食管吻合口-呼吸道瘘

食管癌经手术切除弓上吻合后，吻合口区放疗或肿瘤复发、浸润呼吸道易造成吻合口瘘；另外，吻合口狭窄扩张治疗后、出现感染等也易导致吻合口瘘的形成。

4. 食管-肺泡瘘

食管-肺泡瘘主要源于食管癌和支气管肺癌，放化疗导致食管瘘，及瘘破坏纵隔、胸膜和肺组织，造成食管-胸膜腔-肺泡瘘口形成。

（二）干预原则

1. 指征

对良性继发性消化道-气管瘘患者，如有手术机会应尽量争取手术切除瘘管和病变组织。但恶性继发性消化道-气管瘘患者一般为肿瘤晚期，身体状况差，大多不适合手术治疗，多采用介入治疗和内科保守治疗。

2.干预时机

一旦发生消化道-气管瘘，将会严重影响患者生存质量及生存率，因此，早期干预是改善患者生存质量及生存时间的关键。

（三）治疗措施

1.手术治疗

外科手术是良性消化道-呼吸道瘘的首选疗法，主要术式包括直接瘘切除修补、软组织瓣膜修补、瘘切除气管食管重建、食管旷置、肺切除及胸腔镜手术等。

2.支架介入治疗

介入治疗是恶性消化道-呼吸道瘘的首选疗法，作为一种姑息疗法，可提高生存质量，延长其生存期。

（1）食道支架：适用于消化道-呼吸道瘘，首选自膨式金属覆膜支架（self-expanding metal stents，SEMS），其中全覆膜的SEMS比半覆膜的SEMS容易移位；可采用X线透视下引导或胃镜直视引导，将导丝向远端进入胃，沿着导丝推进支架输送系统，到达食道瘘口处，释放支架封堵瘘口，通过胃镜或食管造影确认支架放置部位和瘘口有无封堵完全，如存在食道狭窄时，放置支架前需用球囊扩张。缺点是：①食道无支撑结构，安置食道支架后由于支架张力过大可能会导致瘘口的扩大；②安置食道支架后可能会压迫气道造成呼吸困难；③由于外科手术致食道解剖结构发生变化，并不适用于所有的消化道-呼吸道瘘口。

（2）气道支架：目前常用两种气道支架—金属支架和硅酮支架，两种支架在安全性、有效性、并发症发生率及存活率方面没有显著差异。由于恶性消化道-呼吸道瘘患者生存期较短，受金属支架耐久性差的影响较小，临床应用率更高。气道支架形状的选择需根据瘘口的性质、位置及大小而定。封闭瘘口的气道支架直径应大于正常气道直径10%，支架长度应至少超过病变范围20 mm。

（3）食道和气道双支架：虽然有一些情况适合置入双支架，比如瘘合并消化道或呼吸道狭窄时，并且有报道双支架可改善患者生活质量。但临床工作中使用双支架比较谨慎，主要有以下考虑：①食道和气道支架同时置入后，会摩擦两者间的组织，导致组织坏死，从而使瘘口扩大；②容易发生致死性大咯血。

3.保守治疗

一般情况较差不能耐受手术的继发性气道消化道瘘，内科保守治疗是基本治疗措施，包括使用抗生素控制肺部感染，静脉高营养、空肠造瘘等支持治疗，化痰、适当止咳等对症治疗。此外，对气道—胸腔胃瘘、食管吻合口—气道瘘，除禁食外，还需留置胃管、胃肠减压，以减少酸性胃液流入气道。

（1）抗感染：一旦发生继发性气道-消化道瘘常预后不良，多数患者于1个月内会死于呼吸道感染和营养不良。国内有研究报道ERF患者下呼吸道病原学培养以革兰阴性菌和真菌为主，分别占64.7%和25.5%，其中以铜绿假单胞菌最为常见，这可能与反复使用抗生素及肠道菌群移位有关。

（2）营养支持：ERF患者由于无法经口进食，以及感染所导致的应激及炎症反应，患者常出现严重的营养不良。营养不良一方面导致瘘口延迟愈合或无法愈合，同时也导致临床并发症显著增加。因此，积极有效的营养支持对ERF的整体治疗至关重要。

第六章

肿瘤与呼吸衰竭

呼吸衰竭是晚期肿瘤常见表现，晚期肺癌患者发生率超74%。主要表现呼吸困难、低氧血症，部分合并高碳酸血症。肿瘤合并呼吸衰竭的治疗遵循基本原则：通畅呼吸道；改善呼吸功能，纠正缺氧和二氧化碳潴留；积极治疗基础疾病、诱发因素和合并症、并发症；加强支持治疗和保护重要脏器功能。

一、肿瘤所致气道阻塞性呼衰的常见原因

气道阻塞是肿瘤合并呼吸衰竭的最常见原因，包括肿瘤气道内生长、肿瘤侵犯气管或气道外肿瘤压迫均可引起气道狭窄；肿瘤引起癌性淋巴管炎、肿瘤在肺部广泛转移、肿瘤治疗引起弥漫性肺损伤、肿瘤晚期恶病质患者无力咳嗽导致气道内分泌物潴留；肿瘤出血；肿瘤引起基础肺部疾病加重等多重因素。治疗选择需据呼吸衰竭发生的原因个体化。

（一）手术治疗

对局限型气管恶性肿瘤，应争取行气管切除重建术。术前准确评估病变范围及气管可切除长度。气管切除长度5 cm以内的可行气管肿瘤切除重建术。气管隆突部位的肿瘤或支气管肿瘤累及隆突，可行气管隆突切除重建术。气道病变过于广泛，可考虑人工气管置换、气

管切开肿瘤切除术或气管侧壁切除成形术，再辅以放疗。气管肿瘤合并喉返神经麻痹或上腔静脉阻塞综合征，或合并远处转移，或其他部位肿瘤气道转移等为相对手术禁忌。

（二）内镜治疗

对不能手术切除的气道肿瘤，可考虑内镜下治疗。对范围较大无法根治性切除的气管内肿瘤，在硬质气管镜或电子支气管镜下，通过圈套、激光电灼、射频消融、冷冻、氩氦刀、放射性粒子置入等手段，能对肿瘤引起的气道梗阻和出血起治疗作用，达到减轻呼吸困难的目的；对气道壁肿瘤侵犯或肿瘤外压引起气道狭窄所致呼吸衰竭，可气管内支架置入扩张支气管来通畅气道，缓解呼吸衰竭。对合并严重呼吸衰竭的气道肿瘤可考虑行机械通气或ECMO呼吸支持下内镜下气道肿瘤介入治疗。对气道内肿瘤多种治疗联用，效果更好。

（三）气管插管或气管切开

是通畅呼吸道最可靠方法，对气管肿瘤病变术前要充分评估，气管导管能否通过以及能否解决气道通畅问题。

二、改善呼吸功能，纠正缺氧和二氧化碳潴留

肺癌晚期病人出现呼吸困难，需给予氧气治疗，一般为持续低流量吸氧，维持基本生命体征。如发生严重Ⅰ型呼衰甚至Ⅱ型呼衰，要在通畅呼吸道前提下采取高流量氧疗、无创通气或有创通气治疗，才能有效改善缺氧及呼衰。机械通气难以维持呼吸功能，不能保证组织器官有效氧供，在评估预后，尤其对控瘤治疗有效的初诊肿瘤患者，可考虑使用V-V ECMO。

如病人同时伴有痰多、支气管痉挛，可选用支气管扩张剂、糖皮质激素、化痰药物，同时使用抗生素控制感染。

三、肿瘤性呼衰的病因治疗

（1）肿瘤所致支气管狭窄，除局部介入治疗外，还应积极控瘤治疗如化疗、靶向治疗、免疫治疗和放疗。

（2）肿瘤晚期脑转移引起呼吸困难，立即用甘露醇脱水，甲泼尼龙静推治疗。

（3）肺癌晚期引起心包积液、胸水，可予穿刺抽液或闭式引流。胸水引流后无明显肺脏萎陷，且控瘤治疗不能控制的恶性胸水可考虑胸膜固定术。对胸膜固定术失败者，如体能状况好，推荐行胸腔镜检查及滑石粉喷

洒术。此外还可考虑胸腔内注射化疗药或胸腔热灌注治疗恶性胸水。

（4）对部分肿瘤所致癌性淋巴管炎所致呼吸衰竭，可予挽救性化疗。

四、肿瘤性呼衰并发症治疗

在肿瘤手术、化疗、放疗、免疫治疗过程中发生的弥漫性肺损伤也可致急慢性呼衰，病因包括继发严重肺部感染、控瘤治疗诱发肺损伤、ARDS、肺水肿、放射性肺炎、免疫相关肺炎等。针对性给予抗感染治疗、糖皮质激素治疗。

五、肿瘤性呼衰合发症治疗

（1）肺癌晚期合并慢阻肺或支气管哮喘急性发作，用甲泼尼龙静推解痉止喘、布地奈德和复方异丙托溴铵雾化、口服多索茶碱对症处理。

（2）合并血栓：若患者出现肺动脉栓塞，有胸痛、呼吸困难等症状较明显时，应行溶栓或抗凝治疗；对肿瘤相关肺栓塞合并严重呼衰机械通气难以维持呼吸功能，短时间内无条件行溶栓或介入取栓治疗时，评估患者预后，尤其是对控瘤治疗有效的初诊恶性肿瘤患者，可考虑用ECMO。

（3）肺癌合并心力衰竭，可予强心利尿、营养心肌对症治疗。

六、肿瘤性呼衰的对症支持治疗

电解质紊乱和酸碱平衡紊乱是呼吸衰竭常见并发症，酸碱失衡进一步加重缺氧，影响其他脏器功能，纠正酸碱失衡掌握"宁酸勿碱"的原则。注意液体平衡，在维持血压稳定基础上适当负平衡有利于改善氧合。保证充足的营养和热量供给。注意胃黏膜保护，预防消化道出血和弥散性血管内凝血。

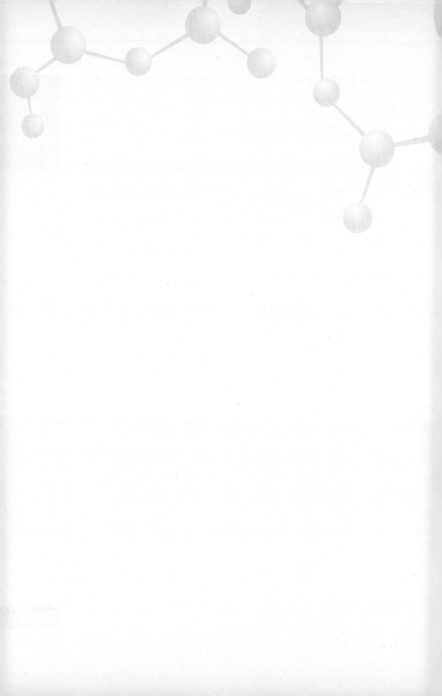

第七章

控瘤治疗与肺损伤

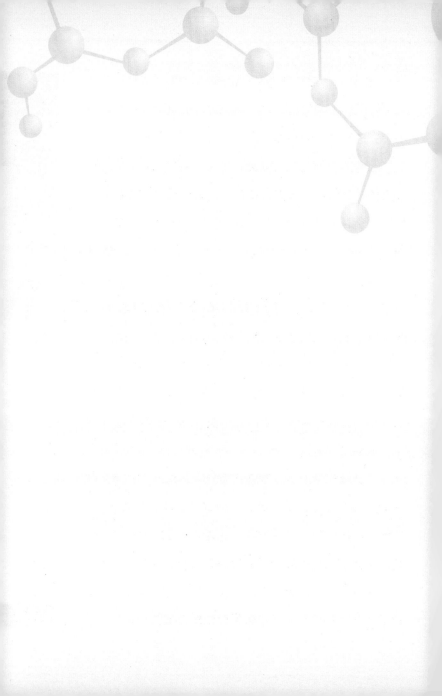

一、手术相关肺损伤

（一）手术相关肺损伤的机制

1.手术麻醉及机械通气相关肺损伤的机制

全麻时，患者失去意识，呼吸中枢被抑制，要用呼吸机辅助通气以维持生命体征。呼吸机造成肺损伤的因素大致分为物理因素和生物因素。物理因素所致肺损伤，主要是肺容积伤（volutrauma）、气压伤（barotrauma）、肺不张伤（atelectrauma）。当肺容积较大时，高潮气量（容积伤）和高气道压（气压伤）可能会致肺泡破裂、漏气及严重气压伤，如气胸、纵隔气肿等。肺部过度膨胀，还可导致肺泡毛细血管通透性增加和严重肺水肿。有学者认为，容积伤是引起肺部在高容积时受损的主要因素，高气道压则是先引起肺容积过大再产生损伤，为间接因素。

当肺容积较小时，肺泡单位及气道反复开合、肺泡表面物质的变化及肺局部缺氧，会产生上皮细胞脱落、肺泡-毛细血管通透性增加及肺水肿为特征的肺损伤，称肺不张伤。超四分之三的患者在接受涉及神经肌肉阻断药物全麻时会出现部分肺不张，且无法通过体位改变改善。导致肺不张的因素包括肺组织被直接压迫、给予较高的吸氧浓度（FIO_2）。

上述物理性损伤，不仅可直接导致肺部各种细胞受损从而产生肺损伤，还会通过肺上皮细胞、内皮细胞或炎症细胞中的细胞信号通路促进细胞内各种介质释放，如肿瘤坏死因子α（TNF-α）等。这些介质会直接损伤肺部、导致术后肺纤维化，甚至会导致肺泡巨噬细胞、中性粒细胞等在肺部蓄积，释放更多有害分子，导致肺损伤，即生物性损伤。在此过程中，由于肺泡-毛细血管通透性增加，进入外周循环的炎症因子、介质会增加，很可能会引起多器官功能障碍。

2.手术相关肺损伤的特殊机制

在行肺切除等手术时，单肺机械通气及手术本身会对肺产生损伤。单肺通气过程中由于术中缺氧肺血管收缩、肺萎陷、手术操作和肺动脉夹闭增加肺血管阻力，心排血量重新分布。此外，单肺通气下，萎陷肺的缺血-再灌注损伤、高FIO_2通气等都可能造成肺损伤。

3.肺缺血/再灌注损伤

肺缺血/再灌注损伤（lung ischemia/reperfusion injury，LIRI）以内皮功能障碍、毛细血管渗漏和炎症反应为特征，肺毛细血管内皮细胞受损是LIRI的特征性改变。

4.手术输液超载相关肺损伤

围术期过量输液是导致 ALI 发生的主要原因。多项研究报告了 ALI 与液体给药之间的关系，过多输注会迅速导致肺内积液和低氧血症。

5.手术输血相关性肺损伤（transfusion-related acute lung ingury，TRALI）

TRALI 的发生发展涉及炎症细胞浸润、氧化应激、肺泡毛细血管屏障破坏及通透性改变、细胞凋亡等系列生物学过程，有众多免疫及炎症相关分子和信号通路参与其中。输血、机械通气、TRALI 和 ARDS 间相互作用复杂，机械通气促进肺部炎症和激发中性粒细胞，输血进一步促进此过程，导致肺血管通透性增加。

（二）手术相关肺损伤的临床表现

1.症状

常见症状包括气促或呼吸困难、咯血、胸痛、发热，当继发感染后体温升高常伴呼吸道感染的其他表现。严重者合并休克并出现四肢湿冷、血压下降、尿量减少等组织低灌注表现。

2.体征

轻症或早期肺部体征可无异常；典型者可有肺部渗出或实变表现，可闻及两肺湿啰音和/或干啰音、管状呼吸音，合并严重肺水肿可闻及大水泡音。

3.实验室检查

血气分析可见氧合受损：$PaO_2 < 8\,kPa$，早期 $PaCO_2 < 4.67\,kPa$，氧分压吸入气体氧浓度（PaO_2/FiO_2）$\leqslant 300\,mmHg$。血白细胞反应性升高，部分患者可伴炎症反应指标升高（如 CRP、IL-6 等）和 D-二聚体升高。胸部影像学检查早期可无异常或轻度间质改变，表现为双侧肺纹理增多；继而出现点斑片状阴影，逐渐融合成大片状或绒毛状、弥漫性浸润阴影，其中可见支气管充气征。通常心脏无扩大征象亦无肺血管充血表现。

（三）手术相关肺损伤的诊断

（1）肺手术或其他病因开胸手术后1周内出现新发或恶化的呼吸道症状（呼吸频数或呼吸窘迫）。

（2）X线胸片或胸部CT出现双侧模糊影且不能用积液、塌陷或结节解释。

（3）呼吸衰竭不能用心功能或容量超负荷完全解释。

（4）低氧血症：$PaO_2/FiO_2 < 300$ mmHg（1 mmHg= 0.133 kPa）。

同时符合以上4条者可诊断为手术相关肺损伤。

（四）手术相关肺损伤的鉴别诊断

手术相关肺损伤需与心源性肺水肿、急性肺梗死、重症肺炎和肺不张等鉴别。

（五）手术相关肺损伤的治疗

1.氧疗

发生术后肺损伤伴呼吸困难或低氧血症患者，首选鼻导管或面罩进行氧疗，缓解呼吸困难。氧疗中密切监测呼吸窘迫情况和血氧饱和度。对普通氧疗效果不好，SpO_2仍小于93%者，可尝试做高流量氧疗，建议流量维持40~50 L/min水平。

2.机械通气

机械通气包括无创和有创通气。常规氧疗或高流量氧疗效果不佳，可尝试无创通气。实施前需评估神志清晰及一定的气道保护能力，以免发生气道引流不畅导致感染发生或加重，以及窒息风险。对需要气管插管机械通气患者应积极实施肺保护性通气策略，实施小潮气量（6~8 mL/PBW），限制平台压30 cmH_2O以内，驱动压

15 cmH$_2$O以内。对典型ARDS伴呼吸窘迫还应根据ARDS指南进行镇静、肌松和俯卧位通气治疗。

3.保持呼吸道通畅

鼓励主动咳嗽、深呼吸、拍击胸壁，结合体位引流，协助排痰。术后配合物理治疗和雾化治疗，可使痰液变稀，黏稠度降低，易于咳出，能加速呼吸道黏膜纤毛功能，改善痰液转运功能。对存在高危因素，如长期大量吸烟史、高龄、肥胖、合并COPD、哮喘等基础性肺病或伴糖尿病等合并症者更应重视。

4.镇痛

术后有效镇痛可促进患者早期配合康复运动、咳嗽排痰，减少恐惧咳嗽继发的气道引流不佳和肺部感染并发症。术后镇痛药用量应个体化，加强术后麻醉访视，避免过度镇静或呼吸抑制。早期拔除不必要的胸腔引流管亦可减轻痛感。

5.早期下床活动

术后早期恢复性运动锻炼可防止术后肺部并发症，增加患者姿势调整，尽早下床活动，增加肩部运动。

6.合理应用有效的抗生素

对合并肺部感染者应早期进行病原学检查，根据院内获得性病原菌流行病学、患者基础疾病选择经验抗生素治疗。病原菌明确后采取目标治疗。

二、放疗相关性肺损伤

放射性肺损伤是由于对胸部的恶性肿瘤进行放疗引起的并发症，最多见于对肺癌、乳腺癌，其次是对食管癌、纵隔恶性肿瘤的放疗。因放射剂量、部位和范围不同，肺损伤轻重有差异。大面积、高剂量放疗全使肺损伤的发生率增高和严重程度加大。射线引起肺损伤后，出现肺充血、肺泡蛋白渗出增多或透明膜形成，最后形成肺间质纤维化。

（一）病因和发病机制

放疗是目前肺癌治疗的重要手段。由于电离辐射对肺很敏感，常能破坏肺组织的固有修复能力，导致永久性损伤。肺部辐射的影响常分为急性放射性肺炎（RIP）和慢性放射性肺纤维化（RILI），其中包括组织纤维化、坏死、萎缩和血管损伤等。这些反应涉及上皮细胞、内皮细胞、成纤维细胞、细胞外基质分子和浸润免疫细胞等。电离辐射诱导肺组织损伤有两个主要机制：直接DNA 损伤和活性氧（ROS）生成。在照射几分钟后，DNA 或细胞质和细胞器的损伤触发细胞内信号传导，导致基因表达发生改变，并立即释放转化生长因子（TGF-β）、血小板衍生生长因子（PDGF）和白细胞介素1（IL-1）等生长因子，以促进炎症和免疫反应。此外，水分子的电离会产生ROS，如超氧化物、过氧化氢、羟基自由基和氮等物质。活性氧可导致细胞丢失、肺泡壁水肿、血管通透性增加以及蛋白渗入肺泡腔，从而进一步减少肺泡间隔和血管完整性，导致肺泡上皮细胞的凋亡。

（二）放疗相关性肺损伤的临床表现

1.症状

胸部照射在早期会致放射性肺炎，后期会致纤维化。临床上，多数患者不出现任何症状。临床症状无特异性，放射性肺损伤的首发症状是呼吸困难，此症状常呈隐匿性，仅在劳累后逐步产生呼吸困难，严重者可达呼吸窘迫。咳嗽也是早期的症状，一般为持续而无效率的干咳和气短，很少出现咳痰或咯血。发热多为低热，伴感染时也可高热。低氧血症、胸膜炎和胸部不适等也常出现。

2.体征

体检可能有呼吸音粗糙，干湿性啰音，呼吸音减低和胸膜摩擦音等。可能与既存肺病（如COPD）有关。治疗区可见皮肤红斑或色素过度沉着，皮肤萎缩变薄，毛细血管扩张等。放射性肺损伤出现肺源性心脏病，提示预后不良。

3.辅助检查

（1）胸部CT：早期表现为照射野内散在小片状磨玻璃样影，密度低，边缘模糊，可出现"袖套征"。中期表现不按肺叶、肺段分布的肺实变，内见支气管充气征、肺泡囊、小叶间隔增厚，部分边缘整齐，呈星状，可超出放疗照射野。晚期表现为照射野内长条状、大片状密度增高影，边缘锐利呈"刀切状"，同侧胸膜增厚，支气管、肺门、纵隔、横膈牵拉移位等肺容积缩小改变。几乎所有患者胸部照射后都有RILF影像学征象。

（2）血常规：中性粒细胞百分比高于正常，白细胞总数多无明显升高。红细胞沉降率或C反应蛋白可能升高，但都是非特异性的。

（3）肺功能检查：弥散功能是最敏感的指标之一。常表现为肺活量和肺容量降低，小气道阻力增加，肺顺应性降低；弥散功能障碍，气血屏障增加。严重时可有血氧和血二氧化碳水平改变。

（三）放疗相关肺损伤的诊断

1.诊断放射性肺损伤应参考如下指征

（1）既往有肺受照射史，多发生于放疗开始后6个月内。

（2）CT主要为局限在照射区的斑片影、条索影、空气支气管征、肺实变影或蜂窝样改变，少数伴有放射区外相应影像学改变。

（3）有咳嗽、气短、发热等症状，且为放疗后新出现或较前加重。咳嗽最常见，其次气短，轻者为活动后，重者平静呼吸亦气短，约半数常伴发热。

（4）排除上述症状由下列因素所致：肿瘤进展、肺部感染（细菌、真菌或病毒）、COPD急性加重、心源性疾病、肺梗死、贫血、药物性肺炎等。

（5）放射性肺损伤肺部体征多无明显特异性，最常表现为呼吸音粗糙，包括干啰音、湿啰音、呼吸音减低等。

（6）血象多表现为中性粒细胞百分比高于正常，白细胞总数多无明显升高，C反应蛋白、血清LDH、血沉等可能升高。

（7）肺功能异常主要表现为弥散功能减低，也可伴肺容量降低，肺通气功能降低，呼吸频率可能增加。肺顺应性降低，小气道阻力增加。

2.急性放射性肺损伤RTOG分级标准

0级：无变化。

1级：轻度干咳或劳累时呼吸困难。

2级：持续咳嗽需麻醉性止咳药/稍活动即呼吸困难，但休息时无呼吸困难。

3级：重度咳嗽，对麻醉性止咳药无效，或休息时呼吸困难/临床或影像有急性放射性肺炎证据/间断吸氧或可能需类固醇治疗。

4级：严重呼吸功能不全/持续吸氧或辅助通气治疗。

5级：致命性。

（四）放射相关肺损伤的鉴别诊断

需与感染性肺炎，肿瘤进展或复发，肺梗死，药物性肺损伤或其他肺病鉴别。

（五）放射性肺损伤的治疗

1.治疗原则

1级：定期观察。

2级：无发热：密切观察，对症治疗，必要时使用抗生素；发热、急性渗出期或NEUT%升高：对症治疗＋抗生素，必要时使用激素。

3级：糖皮质激素＋抗生素＋对症支持治疗，必要时吸氧。

4级：糖皮质激素＋抗生素＋对症支持治疗＋机械通气支持。

2.糖皮质激素用法

早期、足量、足程、缓慢减量、个体化应用。

（1）1级RP通常无须特殊治疗，定期检测观察为主。

（2）症状明显的2级RP首选口服泼尼松，剂量为0.5~1.0 mg/（kg·d）。在2~4周复查CT病情好转症状稳定1周以上，在4~12周内按每周或每2周5~10 mg逐步减量。减量过程中出现病情反复，除外其他因素，需重新调整激素用量及减量方案，可恢复至最小有效剂量或略高剂量，并适当放慢减量速度。

（3）3级和4级RP首先使用地塞米松或甲基泼尼松龙静注［按甲基泼尼松龙1~4 mg/（kg·d）等效剂量计算］，待咳嗽、呼吸困难等好转并稳定后（通常用药1~2周后）逐渐减量。根据初始剂量及病情不同，减量方案遵循个体化原则。可每3天减去原剂量1/4~1/3，直至较小剂量。若病情稳定或好转至<2级改口服泼尼松并逐渐

减量，若仍为3~4级适当增加用量，但更高剂量疗效改善有限。

（4）用药注意：大剂量激素治疗期间应预防性使用质子泵抑制剂以减少胃黏膜损伤；长期用糖皮质激素应补充钙剂和维生素D以降低骨质疏松风险；在正确时间对不同等级RP患者给予合适剂量个体化治疗，降低潜在并发症风险。

3.抗生素使用

有症状2级和3~4级RP易发生肺部感染。若无感染证据，预防感染，用非限制性抗生素。若合并感染，先经验性用药，后据痰培养及药敏结果及时调整抗菌药物，尤其警惕孢子菌及其他肺部真菌感染发生。

4.对症治疗

针对症状用止咳、化痰、平喘等药物，严重时给予吸氧、雾化等对症支持治疗。有多个研究探索RP相关的治疗药物：用己酮可可碱可下调促炎细胞因子（尤其是TNF-α）的生成，从而抑制炎症反应，并抑制血小板聚集；间充质干细胞不仅替代受损肺上皮细胞，且通过分泌抗炎和抗纤维化因子促进组织修复；阿奇霉素因其免疫调节及抗炎作用也被用于RP治疗；还可应用止咳祛痰养阴等中药如：汉防己甲素、双氢青蒿素等。加强营养，补充维生素。

（六）放射性肺损伤的预防护理

1.预防

可采用增加分割次数、隔日照射、单次剂量减少、周围型靠近胸壁，靶区勾画调整来预防；严格放疗适应证，改善周身状态，治疗原有肺部疾患如：慢性支气管炎感染等。预防感冒，戒烟，避免同期化疗等诱发因素；应用放射防护剂氨磷汀可使放疗后急性肺毒性的发生风险降低，且不影响疗效。但副作用明显如低血压、严重恶心和耐受性差；加强对高危患者的监测，做好患者教育，出现相关症状立即就医。

2.护理

心理护理：对患者行心理疏导，保持良好精神状态，树立患者信心；呼吸道护理：保持房间空气新鲜，定期开窗通风，避免刺激性气味。室温需维持在18~25 ℃，湿度在50%~60%。劝告患者戒烟，指导咳嗽剧烈、痰多者学习呼吸锻炼方式及咳嗽、排痰方法。对于痰中有血的病人，警惕大咯血，一旦出现置患者于平卧位，将头偏向一侧，避免误吸。对刺激性干咳可给予镇咳剂，并适量饮用温开水。注意患者的呼吸情况，如有胸闷、气促、呼吸困难等症状严重者给予半卧位及氧气的吸入；饮食护理：放疗期间嘱患者进食高热量、高蛋白、高维生素、低脂肪、易消化的饮食；用药护理：大剂量糖皮质激素增加炎症渗出吸收，其副作用易致二重感染、菌群失调、免疫抑制等，并可出现胃部不适、大便颜色改变、面色潮红等症状，嘱患者饭后服用，并观察药物不良反应及时处理。

三、化疗相关性肺损伤

（一）化疗相关性肺损伤的机制

化疗在血液和实体瘤治疗中起至关重要作用，但化疗药物如控瘤类抗生素、烷化剂、顺铂类药物、抗叶酸类药物等常与严重的肺毒性相关，包括肺炎和纤维化的发展。

控瘤类抗生素，如博来霉素，在DNA多核苷酸链附近释放破坏性氧化剂，从而释放出游离基或其原衍生物，但引起肺损伤的确切机制尚不清楚，可能通过诱导脂质过氧化作用对细胞造成损伤，也可能与其控瘤作用相关，包括产生ROS、诱导DNA损伤和抑制新DNA合成。博来霉素引起肺损伤包括间质水肿，炎症细胞和免疫细胞大量涌入，可导致肺纤维化发展。烷化剂类药物诱导肺纤维化可能也与DNA损伤和氧化应激有关。顺铂类药物引发肺损伤可能与肺内免疫细胞失衡有关，有报告显示，该药物可诱导嗜酸性粒细胞性肺炎。抗叶酸类药物如甲氨蝶呤可使细胞间室中产生过量自由基，从而使线粒体功能失调，增强肺泡上皮细胞损伤和异常肺重构。

近来有研究表明，化疗药物，如博来霉素、卡莫司汀、丝裂霉素等，还与肺静脉闭塞症（PVOD）发展相关。能引起PVOD的主要化疗药物为烷化剂，在法国肺高压登记网中，近半数化疗引起的PVOD病例中，使用药物为环磷酰胺，可能与诱导肺静脉重构和毛细血管增殖有关。

综上，化疗药物存在诱导和加剧肺损伤风险，可增强肺组织氧化应激，产生ROS诱导DNA损伤或与细胞膜上的脂肪酸反应直接损伤细胞，还可致肺内免疫失衡，炎症细胞和免疫细胞的大量涌入破坏肺内正常免疫微环境，致使组织损伤，导致肺炎和肺纤维化。化疗药物还可重构肺部血管，与PVOD发展相关。

（二）化疗相关性肺损伤的临床表现

主要临床症状为发热、咳嗽及胸闷，严重者可出现低氧血症或呼吸衰竭，与其他原因导致的肺损伤难以区分，主要诊断依据为影像学表现及用药史。

化疗相关性肺损伤分急性肺损伤和慢性肺损伤，急性肺损伤一般发生于治疗后1~3个月，表现为化疗后肺炎，慢性肺损伤多出现在治疗后3~6个月，表现为化疗后肺纤维化。

在急性肺损伤病变早期，呼吸道及肺组织充血水肿，肺泡毛细血管床通透性增加，大量血细胞和血浆渗透入肺泡、肺泡间隔及血管、支气管周围。肺CT表现为肺野透亮度降低，呈磨玻璃样改变，随着液体量逐渐增多，小叶间隔增厚，CT表现为模糊网格样高密度影。病变进一步发展，间质内大量炎症细胞进一步浸润至肺实质，肺实质呈炎症改变，这时肺部CT表现为片样高密度影，可见明显网格样、蜂窝样改变。特征性X线表现为以间质性改变为主，病变范围广，短期内复查胸片病变形状有变化，经大量抗炎加激素治疗后两肺野透光度增强，小叶性炎症病变逐渐吸收，但间质性病变仍然存在。

急性肺损伤期炎症若未得到有效控制或反复感染，可致肺纤维化，即慢性肺损伤，临床表现多为"麦利兰肺"或与其相似，症状为咳嗽，呼吸困难，发热。大多数病例开始症状隐匿，逐渐发生，个别病例可急性发病，表现为进行性呼吸困难，严重者出现紫绀，病情恶化迅速。胸片可表现为弥漫性肺泡及间质浸润，呈多发结节状致密影，很少发生胸膜渗出、纵隔及淋巴结肿大。

化疗药物还可致肺动脉高压及PVOD。组织学改变为肌性肺动脉中膜增厚、远端微血管新肌化和小叶间隔充血与增生，以及肺静脉显著性肥厚和间质纤维化，可伴随血管炎。CT显示小叶间隔增厚，多发小结节，主动脉和中心肺动脉扩张。临床表现为非特异性，表现为肺动脉高压和右心衰，最常见进行性活动后呼吸困难，随着病情的发展，进而出现发绀、颈静脉怒张等右心衰症状和体征。

临床上可根据用药史及症状、影像学表现，初步对化疗后肺损伤做出诊断，后续结合其他检查，排除肺部感染、肿瘤浸润、肿瘤转移等后，做出确切诊断。

（三）化疗相关性肺损伤的治疗

1. 化疗相关性肺损伤评估

临床发现化疗相关性肺损伤，需行肺损伤评分以指导治疗。临床评价有许多内容，如患者肺泡塌陷的范围、氧合情况、器官功能、机械通气支持条件等。

目前采用最广泛的定量评价，主要采用 Murray 提出的肺损伤程度评分法，这包括三方面内容：肺损伤程度的定量评分、是否具有 ARDS 危险因素，以及是否合并肺外器官功能不全。评分包括四部分：胸部 X 线片，低氧血症（氧合指数），PEEP，呼吸系统顺应性。该评分的优点是：考虑到 PEEP 和肺顺应性的因素，将损伤程度予以区别，同时，影像学变化更具特征性。0 分代表无肺损伤，0.25~2.5 分代表轻中度肺损伤，大于 2.5 分代表重度肺损伤。

2. 类固醇类激素治疗

类固醇类激素治疗各种控瘤药物（如吉非替尼、伊立替康、帕尼单抗和厄洛替尼）所致肺损伤有良好结果，作用机制有以下几点：①激活上皮细胞的钠泵，加速肺泡液吸收，达到肺液平衡。②降低肺泡毛细血管膜通透性，减轻肺间质水肿和肺透明膜形成所致弥散障碍。③增加肺表面活性，减低肺表面张力，减小肺泡萎缩所致肺内分流。④抑制各种促炎细胞因子释放，特别是肺泡内上皮细胞核内核转录因子活性，减少促炎因子表达，减少对肺部的损伤。⑤抑制纤维原细胞生长发挥抗纤维化作用。

临床上用甲强（1~2 mg/kg）联合泼尼松（40~60 mg/d），口服2~4周，3~12周逐渐减量至停药。"早期、中小剂量、延长时间、逐渐减量"是备受国内外推崇的方案，但其合理性和有效性尚待实践证实，在应用时机、使用剂量、持续时间上还需研究完善。但值得注意的是，老年患者发生化疗相关肺损伤对预后影响较年轻人更大，肺损伤缓解程度更慢，对激素药物不良反应所致感染等并发症也更严重。

3. 抗纤维化治疗

化疗药物可致肺纤维化，病理特点为肺泡上皮细胞损伤及异常增殖，细胞外基质沉积和成纤维细胞增殖和活化，导致肺部组织结构破坏和呼吸功能丧失。化疗相关肺损伤的病理过程与ILD的动物模型具有高度相似性。目前对肺纤维化的上市药物主要有吡非尼酮和尼达尼布，其能有效延缓肺功能恶化，起延缓病情作用。

吡非尼酮是一种口服吡啶，能下调转化生长因子-β表达及活性，对成纤维细胞增殖有抑制作用，还能抑制胶原合成。尼达尼布是一种多靶点酪氨酸激酶抑制剂，能阻断血小板衍生生长因子（PDGF）受体α和β、成纤维细胞生长因子受体以及血管内皮生长因子受体，具有较好抗炎和抗肺纤维化作用。吡非尼酮剂量推荐：在初期，每次200 mg，每日三次；在两周时间内，通过每次增加200 mg剂量，最后将本品用量维持在每次600 mg（每日1800 mg）。可据临床症状减量或停药，症状减轻，可再逐步增加给药量，最好将维持用量调整在每次400 mg（每日1200 mg）以上。尼达尼布剂量推荐：每次150 mg，与食物同服，每天两次，相隔约12 h。如错过了尼达尼布剂量，则应在下一个预定时间服用下一个剂量，但不超过建议的每日最大剂量300 mg。对轻度肝功能不全者，建议尼达尼布剂量为100 mg，每天两次，每次间隔约12 h，与食物同服。

目前临床对化疗后肺纤维化仍无特效方法，吡非尼酮和尼达尼布具一定修复效应，可延缓肺功能恶化，对肺功能恢复尚需机制研究和大规模临床探索。

4. 细胞因子风暴的治疗

肿瘤化疗药物有的可引发免疫系统过度激活，体液中多种细胞因子在短期内大量产生，导致细胞因子风暴。尤其 CD4+/CD8+ 水平的变化要显著低于治疗前水平，而 CD3+CD8+ 以及 CD16+CD56+、NK 细胞水平却较治疗前显著升高。正常时，CD4+/CD8+ 比值相对稳定，反映机体的 T 细胞免疫功能状态。二者比值发生变化，则机体发生免疫紊乱。细胞因子风暴可引起发烧、低血压、心脏问题，并可导致组织损伤，甚至器官衰竭和死亡。

治则包括：①结合患者情况，观察病情变化，酌情修改、暂停或推迟化疗计划。②用免疫调节剂抑制过多免疫细胞活化和细胞因子产生，降低因细胞因子风暴所致器官损伤，恢复机体致炎-抗炎系统平衡。③针对升高的细胞因子，使用单抗中和，防止病情重症化和死亡。④支持和对症治疗：积极氧疗，常规输液，维持水、电解质及酸碱平衡，营养支持等。

临床使用较多针对细胞因子风暴的靶点药物有：白介素阻断剂、TNF 抗体、过氧化物酶体增殖剂激活受体激动剂、1-磷酸鞘氨醇受体 1 激动剂、环氧合酶抑制剂、IFN-γ抗体、免疫球蛋白、趋化因子受体拮抗剂、乙酰胆碱及其类似物、血管紧张素转化酶抑制剂/血管紧张素受体阻滞剂、内源性抗炎物质、肾上腺皮质激素等。这些药物具有不同作用靶点，但均可通过相应信号通路影响炎性细胞因子产生或抑制其与受体结合，可用于治疗或预防细胞因子风暴和感染性疾病。

四、靶向治疗相关性肺损伤

针对肿瘤驱动基因（*EGFR*、*ALK*、*ROS1*、*MET*、*RET*、*BRAF*等）的小分子靶向药物酪氨酸激酶抑制剂（tyrosine kinase inhibitors，TKIs）广泛用于肿瘤治疗，整体上安全可靠，耐受性良好。但靶向药物也可引起相关性肺损伤并累及肺泡和间质区、气道、血管和胸膜。主要表现为间质性肺疾病（interstitial lung disease，ILD）。不同靶向药物诱发ILD发生率和死亡率有不同，接受吉非替尼和厄洛替尼治疗的非小细胞肺癌患者中，ILD发生率为1.2%，死亡率为22.8%；接受奥希替尼的NSCLC患者ILD发生率约为6.5%，死亡率约为11.8%。

（一）靶向治疗相关性肺损伤的发病机制

靶向治疗药物相关性ILD的发病机理尚未完全明确。潜在机制包括两种：一是直接的、剂量依赖毒性；

二是免疫介导性，二者相互依赖。药物毒性可直接损伤I型肺泡上皮细胞、毛细血管内皮细胞或气道上皮细胞，上皮细胞的改变是纤维生成的触发器，I型和II型肺泡上皮细胞的死亡也是ILD的始动因素。此外，药物可作为抗原，诱发各种免疫反应，大多数反应主要由T细胞介导。持续抗原暴露、肺部固有抗炎机制受损导致慢性炎症，慢性炎症和上皮细胞损伤刺激成纤维细胞迁移、增殖和产生细胞外基质，从而导致进行性纤维化和肺组织重塑。

（二）靶向治疗相关性肺损伤的临床表现

发生时间短在用药后数天，长则数年，不同药物差异较大，起病中位时间通常在3~12周。危险因素包括吸烟≥50包/年、既往或当前存在ILD、合并慢性阻塞性肺病或支气管扩张症、东部合作肿瘤学组表现状态（eastern cooperative oncology group performance status, ECOG-PS）≥2、晚期肿瘤、年龄≥55岁、男性、亚裔人群、合并胸腔积液、肌酐清除率≤80 mL/min、化疗史、胸部放疗史等。其临床表现缺乏特异性，轻者可无症状，常由随访影像学检查发现；可突发起病，也可缓慢进展，症状包括疲乏、干咳、呼吸困难、低氧血症、胸痛等。部分可出现发热和皮疹等全身症状。随疾病进展可出现进行性加重的呼吸困难和活动耐力减退，部分患者肺部听诊可闻及细小湿啰音或Velcro啰音等，但体检正常不能排除靶向治疗药物相关性肺损伤。

（三）靶向治疗相关性肺损伤的诊断及鉴别诊断

患者接受一种已知可能导致ILD相关的靶向药物时，出现原有呼吸道症状加重或新出现呼吸道症状，且与靶向药物治疗具有时间关系，或有肺部影像学出现浸润影或间质性改变时，应考虑靶向治疗药物相关性ILD。应仔细询问症状、用药情况、肺损伤危险因素、职业或自身免疫性疾病等病史。密切关注生命体征，检查氧饱和度，详细心肺听诊、检查皮肤和口腔黏膜、浅表淋巴结触诊等，并结合实验室和影像学检查等整合评估。

靶向治疗药物相关性肺损伤诊断标准包括：①胸部影像学检查提示新发肺浸润影或间质性改变，或原有间质性改变加重；②在靶向药物治疗后发生；③排除其他可引起类似改变的疾病，如：感染性疾病、放射性肺炎、免疫治疗相关性肺炎、心源性肺水肿、结缔组织病相关性肺损伤、肿瘤进展、癌性淋巴管炎等。对有争议的病例，建议由多学科MDT-to-HIM团队全面评估做出最终诊断。

1.实验室检查

血液、微生物等检查作为辅助手段，不具特异性，主要用于排除其他肺损伤原因。首先要排除肺部各种病原体导致的感染性疾病。其次，要排除结缔组织疾病相关ILD，可送检自身免疫抗体标记物。监测肿瘤标志物有助于判断肿瘤进展，但仍不能排除药物诱发的ILD。有条件可送检表面活性蛋白A（surfactant protein A，SP-A）、表面活性蛋白D（surfactant protein D，SP-D）和肿瘤分化抗原（krebs von den lungen-6，KL-6），TKIs靶向治疗诱发的ILD血清中SP-A、SP-D和KL-6水平升高，监测KL-6还有助于评估EGFR-TKIs诱导的ILD进展和严重程度。

2.肺功能与血气分析

怀疑ILD，推荐肺功能作为常规检查，也可作为随访监测呼吸功能工具。靶向药物所诱发的ILD常表现为限制性通气功能障碍，肺总量、残气量、肺活量和一氧化碳弥散量下降；动脉血气分析可监测血氧饱和度和动脉血氧分压，明确是否存在呼衰，肺损伤患者肺氧合指数（PaO_2/FiO_2）降低，但也可正常。

3.胸部高分辨率CT（high resolution computed tomography，HRCT）

相较于胸片，胸部高分辨率CT在检测靶向治疗药物相关性ILD方面具有更高敏感性，HRCT是目前评估药物诱导ILD最佳的非侵入性方法。怀疑ILD，建议尽早、优先考虑HRCT；在首次诊断为靶向治疗药物相关性肺损伤后，应在2周后复查，间隔可据临床病程进行调整。常见影像学特征：广泛斑片状实变影、磨玻璃影，伴或不伴小叶间隔增厚等。但这些特征并非靶向治疗药物相关性ILD特异性表现。

4.支气管镜检查/支气管肺泡灌洗液/经支气管肺冷冻活检

体格检查、常规血液及影像学检查仍未能明确诊断或难以鉴别感染和肿瘤进展时，建议尽早行支气管镜检查及肺泡灌洗和/或活检，支气管肺泡灌洗有助于排除感染、肿瘤等；肺活检可明确肺损伤的组织病理学类型，需注意这些组织病理学类型也是非特异的。与支气管镜下钳夹相比，支气管镜冷冻活检可获更大组织样本，但出血和气胸风险更高。经支气管肺冷冻活检在组织病理学上诊断ILD与外科肺活检一致性较高，诊断可靠，有条件医院评估风险后也可考虑经支气管肺冷冻肺活检，通常不建议手术肺活检。

（四）靶向治疗相关性肺损伤的治疗

明确诊断靶向药物相关性ILD时，不同类型靶向药物治疗策略有不同，应据CTCAE分级，采取以下分级治疗策略。

1.EGFR-TKI相关性ILD

Ⅰ级：建议中断治疗，密切观察，直到完全缓解后可同样剂量药物再次尝试，也可尝试使用其他靶向药物。

Ⅱ级：中断治疗，予以口服泼尼松龙，0.5~1 mg/kg/d或等效药物，3~5天无效或症状加重可增加至2 mg/kg/d或等效药物，或改用静注；口服4周后逐渐减量，总疗程不小于6周。直至恢复至Ⅰ级或完全恢复，权衡个体风险利益后，可尝试再次使用药物，也可尝试使用其他靶向药物。

Ⅲ-Ⅳ级：永久停用靶向药物，住院治疗，甲泼尼龙冲击治疗，0.5~1 g/d，3天后改口服泼尼松龙，1 mg/kg/d或等效药物，4周后逐渐减量，总程不少于8周。

如果激素耐药，可尝试使用尼达尼布，也可以考虑英夫利昔单抗、吗替麦考酚酯（mycophenolate mofetil，MMF）、免疫球蛋白、硫唑嘌呤（azathioprine，AZA）、甲氨蝶呤、环磷酰胺等其他免疫抑制剂。

如果有低氧血症，建议吸氧，确保气道通畅和安全，尽早评估和决定辅助通气的方式，避免紧急插管和意外事件的发生；如存在心脏前负荷过高，应适当利尿，避免因肺水肿加重ILD病情；不能排除潜在感染或需预防继发感染，可使用广谱抗生素治疗；做好激素使用的支持治疗（补钙、维生素D、质子泵抑制剂、血糖控制等）。

2.ALK-TKI相关性ILD

无论分级如何，均应立即中断治疗并永久停用；激素用法用量可参照上述，激素无效也可考虑使用其他免疫抑制剂，做好对症支持治疗。

五、抗血管生成治疗相关性肺损伤

肿瘤抗血管生成药物引起的肺损伤是抗肿瘤血管生成药物在治疗过程中导致的呼吸系统（包括气管、肺实质、肺血管以及胸膜）不良反应的总称。

目前临床用于实体瘤治疗的抗血管生成药物可分为小分子多靶点血管生成抑制剂、大分子单靶点血管生成抑制剂和内源性泛靶点血管生成抑制剂三类。小分子多靶点血管生成抑制剂包括索拉非尼、舒尼替尼、培唑帕尼、凡德他尼、卡博替尼、瑞戈非尼、阿昔替尼、尼达尼布、乐伐替尼、阿帕替尼、安罗替尼、呋喹替尼、索凡替尼和厄达替尼；大分子单靶点血管生成抑制剂主要为贝伐珠单抗和雷莫卢单抗；内源性泛靶点血管生成抑制剂为恩度。

以上药物引起的肺损伤症状体征既有相似之处，也存在一定差异。

（一）抗血管生成治疗相关性肺损伤的机制

目前肿瘤抗血管生成治疗相关肺损伤的确切机制尚不清楚，可能包括DNA损伤、肺泡细胞凋亡、肺泡细胞增殖受抑制等多种因素。

肿瘤抗血管生成药物的主要靶点包括血管内皮生长因子（VEGF）或血管内皮生长因子受体（VEGFR）。VEGF又称血管通透性因子（VPF），在人体所有器官，以肺组织中VEGF mRNA的表达量最高，对维持肺泡上皮细胞正常功能和调节血管内皮细胞功能起重要作用。

VEGF缺乏可导致血管发育不良、结构退化，使用VEGF受体抑制剂可致新生大鼠脉管系统过度凋亡，并阻碍新生血管生长及肺泡极化。在严重肺气肿患者支气管肺泡灌洗液、痰和肺组织中VEGF水平均明显降低。抗血管生成药物治疗可降低肺内VEGF浓度，从而导致肺泡上皮细胞及肺内血管内皮细胞功能失调，诱导急性肺损伤。

（二）抗血管生成治疗相关肺损伤的临床表现

肿瘤抗血管生成治疗相关肺损伤多在治疗后4~12周内出现，临床表现具多样性特点，但缺乏特异性，常见：咯血、肺栓塞、间质性肺病样病变（肺炎、间质性肺炎等）、肺出血，肺动脉高压、气胸等相对少见；咳嗽、呼吸困难、胸痛、发热、咯血、乏力等为常见症状，肺部查体可无阳性体征，部分听诊双下肺可闻及爆裂音，少数可闻及哮鸣音或湿性啰音。胸部影像学表现为磨玻璃影、小叶间隔增厚、小叶中心性结节及实变等。肺功能检查常表现为混合性通气功能障碍和弥散障碍，弥散功能下降甚至早于症状出现。重症患者可出现呼衰。目前缺乏特异性血清标志物。支气管肺泡灌洗液（bronchoalveolar lavage fluid，BALF）中淋巴细胞增高，尤其CD8+淋巴细胞增多对诊断有一定提示作用。

该病诊断较为困难，常需满足以下标准中①、③和

④：①有肿瘤抗血管生成药物治疗史；②有咳嗽、呼吸困难、发热、胸痛、咯血等临床症状或阳性体征；③胸部影像学有磨玻璃影、小叶间隔增厚、小叶中心性结节及实变等改变；④必须排除引起同样或类似临床表现的其他疾病（如肺部感染、充血性心力衰竭、肺癌进展、其他间质性肺疾病、急性肺栓塞等）。对有争议病例，建议多学科整合诊治团队全面评估后做出最终诊断。

如患者经肿瘤抗血管生成治疗后出现新症状、体征和影像学改变，停药后症状有缓解，则应考虑药物性肺损伤。当抗血管生成药与靶向治疗、免疫检查点抑制剂、化疗联合使用后出现肺损伤，需考虑联合治疗所致肺损伤。

（三）抗血管生成治疗相关肺损伤的治疗

临床治疗包括针对前述肺部不良反应和症状进行处理。特别强调：发生抗血管生成治疗肺损伤，均应停药。

1.肺出血/咯血的治疗

（1）止血治疗：对轻度咯血，可用止血药止血，包括氨甲环酸、卡络磺纳、血凝酶等。对中重度咯血在止血药治疗疗效不佳可考虑介入栓塞术止血。

（2）保持气道通畅：对肺出血量或咯血量较大者，防止窒息、保持气道通畅非常重要，可取患侧卧位，必要时行气管插管术。

（3）呼吸支持治疗：对肺出血或咯血致呼衰患者应给予呼吸支持治疗，根据缺氧程度考虑氧疗，严重者应考虑机械通气治疗。

（4）补充血容量：咯血量大致失血性休克者，建议补充血容量，如输注红细胞、血浆制品等。

2.肺栓塞治疗

（1）一般治疗：绝对卧床休息、呼吸支持（根据缺氧程度选择氧疗或机械通气）及其他对症支持治疗。

（2）抗凝治疗：对低、中危肺栓塞行抗凝治疗，包括依诺肝素、华法林、达比加群、利伐沙班、艾多沙班等；对高危肺栓塞，若无禁忌，行溶栓治疗，溶栓后继续抗凝治疗。

（3）对存在溶栓禁忌证的高危肺栓塞可考虑取栓治疗。

3.间质性肺炎治疗

间质性肺炎是抗肿瘤血管生成药物少见不良反应。间质性肺疾病影像学、病理学表现不同，对激素敏感程度不一，建议多学科讨论决定治疗方案。一般分为呼吸支持治疗、糖皮质激素治疗、免疫抑制剂使用、抗纤维化治疗及基础疾病的治疗。

六、免疫治疗相关性肺损伤

近年，肿瘤免疫治疗取得了飞速发展。以细胞毒性T淋巴细胞相关蛋白4（cytotoxic t-lymphocyte-associated protein 4，CTLA-4）单抗和程序性死亡受体1（pro-grammed cell death protein 1，PD-1）/程序性死亡配体1（programmed cell death 1 ligand 1，PD-L1）单抗为代表的免疫检查点抑制剂（immune checkpoint inhibitor，ICI）在肿瘤晚期、局部晚期及围手术期治疗中应用日益广泛。其他类型的免疫治疗，如治疗性肿瘤疫苗、免疫细胞治疗、免疫佐剂等疗法也取得迅速进展。同时，免疫相关不良反应（immune-related adverse event，irAE）也逐渐增多，给临床工作带来巨大挑战。本章节主要集中在ICIs为主的免疫治疗相关性肺损伤（Pulmonary irAE）。

ICIs对肺的损伤可分为四方面：①肺间质的损伤；②气道损伤；③胸膜损伤；④肺血管损伤：ICIs可致DVT风险升高，增加PE可能性。ICIs还可诱发系统性血管炎，如GPA或EGPA，进而累及肺血管。

上述四种肺损伤模式中，最常见是ICIs药物对肺间质的损伤，临床上称为检查点抑制剂相关肺炎（checkpoint inhibitor-related pneumonitis，CIP），或免疫检查点抑制剂相关肺炎（immune checkpoint inhibitor-related pneumonitis，ICI-pneumonitis），免疫相关性肺炎（immune-related pneumonitis，ir-pneumonitis），或免疫检查点抑制剂相关间质性肺病（immune checkpoint inhibitor-related interstitial lung disease，ICI-ILD）。

（一）流行病学和危险因素

目前报道CIP发生率在3.5%~19%。肿瘤类型不同，使用免疫治疗药物不同，CIP发生率差异较大。

CIP多发生在免疫治疗后2~3个月，但在开始数天或停药后也可发生。ICIs联合治疗，CIP发生时间更早。与其他肿瘤患者比，肺癌发生CIP的时间更早。

研究表明，发生免疫治疗相关性肺损伤的危险因素有以下几个方面。

肿瘤类型：肺癌接受免疫治疗后CIP的发生率高于其他肿瘤。

（1）免疫治疗药物类型：相比PD-L1单抗，PD-1单抗发生CIP风险更高。相比PD-（L）1或CTLA-4单药治疗，PD-1单抗联合CTLA-4单抗治疗，CIP风险较高。

（2）伴随治疗：正在或既往接受胸部放疗者发生CIP风险更高。奥希替尼联合PD-（L）1单抗治疗，或PD-（L）1单抗后立刻续贯奥希替尼治疗。

（3）基础肺疾病：合并有间质性肺疾病、慢性阻塞性肺疾病、哮喘的肿瘤患者，接受免疫治疗后发生CIP风险可能更高，但前述合并症不是免疫治疗禁忌证。

（4）吸烟史：吸烟≥50包/年是发生CIP的独立危险因素。

（二）发病机制

目前研究提示，CIP的发病机制主要包括以下方面：细胞免疫（T细胞）和体液免疫（B细胞）的异常激活，固有免疫（中性粒细胞、嗜酸性粒细胞）的失调，多种炎症因子（IL-3，IL-6，IL-10，IL-17，TNF-α，TGF-β）的异常分泌，以及受累脏器和肿瘤组织中共抗原的表达。

（三）免疫治疗相关肺损伤的临床表现和影像学表现

临床表现缺乏特异性，包括免疫治疗后新出现或明显加重的干咳、憋气、喘息、呼吸急促、呼吸困难、胸痛、活动耐量下降、乏力、发热等。部分患者无明显症状，在评估肿瘤治疗疗效时发现新发肺部影像学异常。

CIP影像学表现分以下几类。

1.机化性肺炎（organizing pneumonia，OP）

双侧或单侧斑片状实变影，常伴磨玻璃影及小结节影、支气管充气征，偶尔为肿块影，沿胸膜下或支气管血管束周围分布，常以中、下肺为主。OP更常见于免疫治疗前接受过胸部放疗，放射野的肺组织区域。

2.非特异性间质性肺炎（nonspecific interstitial pneumonia，NSIP）

双肺对称分布的磨玻璃和网格影，伴牵张性细支气管扩张，沿胸膜下分布，双下肺为主。

3.过敏性肺炎（hypersensitivity pneumonitis，HP）

小叶中心磨玻璃影、结节，可伴空气潴留征或马赛克灌注，弥漫性或上叶分布为主。

4.急性间质性肺炎（acute interstitial pneumonia，AIP）

起病急骤，快速出现双肺弥漫磨玻璃影、斑片状实变，可伴铺路石征、牵张性支气管扩张、蜂窝征、胸水等多种表现，以双下肺为主，可累及全肺。

5.其他

结节病样反应（sarcoid-like reaction）、弥漫肺泡出血（diffuse alveolar hemorrhage，DAH）、闭塞性细支管炎（bronchiolitis obliterans，BO）等。

部分CIP的影像学缺乏特异性，难以归类，所以常常需要临床症状、影像学检查、病原学筛查等多种辅助检查结果综合判断。

需注意，免疫治疗合并基础肺病者，影像学可表现原有基础肺病加重。对此前接受过放疗者，免疫治疗后可在放射野出现放射性肺炎样表现，称为（radiation recall pneumonitis，RRP），这种现象也可见于部分细胞毒药物，如多柔比星、依托泊苷、吉西他滨和紫杉醇。

（四）免疫治疗相关肺损伤的诊断和鉴别诊断

对临床怀疑CIP者，尽快行胸部CT评估，同时需完善病原学筛查：如鼻咽拭子、痰培养、外周血培养、尿培养等。部分患者需行气管镜检查，并获得肺泡灌洗液的病原学筛查和细胞学分类，以及经气管镜肺活检。CIP的BALF细胞学分类常表现为淋巴细胞比例或嗜酸性粒细胞比例升高。近期研究发现BALF中IL-17a和IL-35的浓度升高，提示CIP可能。需要注意，对BALF病原学 NGS 不能作为鉴别感染和 CIP 的唯一证据，需结合临床表现、影像学表现和其他辅助检查。对支气管镜肺活检无法确诊者，可考虑经支气管肺冷冻活检（transbronchial lung cryobiopsy）或外科肺活检。

在免疫治疗前和治疗中定期监测肺功能。研究显示在发生 CIP 的患者中，免疫治疗前一秒用力呼气容积（forced expiratory volume in 1 second，FEV1）更低。开始免疫治疗后，一氧化碳弥散量（diffusing capacity of lung for carbon monoxide，DLCO）下降可能早于临床症状或肺部影像学改变。

此外，完善血常规、C 反应蛋白、PCT。数项研究提示外周血中性粒细胞比例、中性粒细胞/淋巴细胞比例、嗜酸性粒细胞比例和 CRP 升高跟 irAE 发生风险增加有关，但缺乏特异性。肿瘤本身、放化疗及合并感染均可致中性粒细胞比例、CRP 升高。部分肿瘤相关高炎症状态患者，亦可出现 PCT 升高。所以血常规、CRP、PCT 均不能作为鉴别 CIP 和肺部感染的唯一指标。

怀疑有哮喘发作者，需完善肺功能评估。怀疑肺栓塞，完善 V/Q 显像和/或 CTPA 评估。出现胸水者，完善胸水细胞学检查，明确 ICI 所导致的胸水抑或癌性胸水。

irAE可累及多个系统，对CIP的患者要完善系统性评估，如肝肾功能、CK、CK-MB、cTnI、NT-proBNP、胰功、甲功、肾上腺皮质功能、凝血功能等检查。

鉴别诊断，需考虑以下方面：①肿瘤本身的临床表现：癌性淋巴管炎、恶性胸腔积液等；②肿瘤化疗或靶向治疗导致的肺损伤；③肿瘤免疫治疗导致的其他脏器损伤，如免疫相关性心肌炎、免疫相关性肾上腺皮质功能不全、免疫相关性肌炎等；④其他合并症：如肿瘤治疗期间新发肺部感染；心功能不全；肺栓塞；基础COPD、哮喘或ILD的加重。

（五）免疫治疗相关肺损伤的治疗

CIP的治疗主要依据CTCAE（Common Terminology Criteria for Adverse Events）分级。

1级（G1）：无症状，病变局限于单个肺叶或<25%的肺实质。

2级（G2）：有轻度症状，病变累及多个肺叶，且达25%~50%肺实质。

3级（G3）：有严重症状，自理能力受限，病变累及所有肺叶或>50%肺实质，需吸氧。

4级（G4）：危及生命的呼吸衰竭，病变累及所有肺叶或>50%肺实质。

5级（G5）：所有与呼吸相关的死亡。

G1患者，暂缓免疫治疗，密切监测血氧饱和度，观察有无新发相关症状，并在2~3周后复查胸部CT。如影像学缓解，可恢复免疫治疗，同时密切随访。如出现新发呼吸系统症状或影像学进展，则开始糖皮质激素治疗。如复查影像学无改变，可考虑继续治疗并密切随访直至出现新症状。

对G2患者，暂缓免疫治疗，给予口服或静脉糖皮质激素（1 mg/kg）。如果症状缓解，2~3周后复查胸部CT，糖皮质激素可在6周内减停。治疗后CIP若缓解至G1，可继续免疫治疗。如治疗48~72 h后，症状无改善，按G3-G4治疗。

对G3-G4患者，需考虑永久停用免疫检查点抑制剂治疗，并住院接受糖皮质激素（2~4 mg/kg），同时予经验性抗感染治疗。对治疗48~72 h后，症状逐渐缓解者，糖皮质激素可减量至1 mg/kg，后续规律减量，8周内可减停激素，减量速度要根据患者临床症状和影像学变化，以及是否出现其他系统irAE等情况而定。

如治疗48~72 h后，症状无改善，可考虑用以下药物。

1. 生物制剂

TNF-α 单抗—英夫利昔单抗；IL-6 单抗—托珠单抗。相比于传统免疫抑制剂，生物制剂起效更快。数项研究证实 TNF-α 单抗和 IL-6 单抗在 CIP 治疗有效。与 TNF-α 单抗相比，IL-6 单抗对机体抗感染免疫应答负面影响更小，在 CIP 治疗，尤其不能除外感染者更安全。IL-6 单抗在治疗 irAE 同时，可增强 PD-（L）1 单抗疗效，起协同作用，避免免疫抑制治疗给抗肿瘤治疗带来负面影响。

2. 免疫球蛋白

对肺部感染和 CIP 均有效，200~400 mg/kg，连续3~5天。

3. 免疫抑制剂

吗替麦考酚、环磷酰胺等，整体起效相对较慢，尤其环磷酰胺，常需剂量累计效应。

第八章

慢性肺病与肿瘤

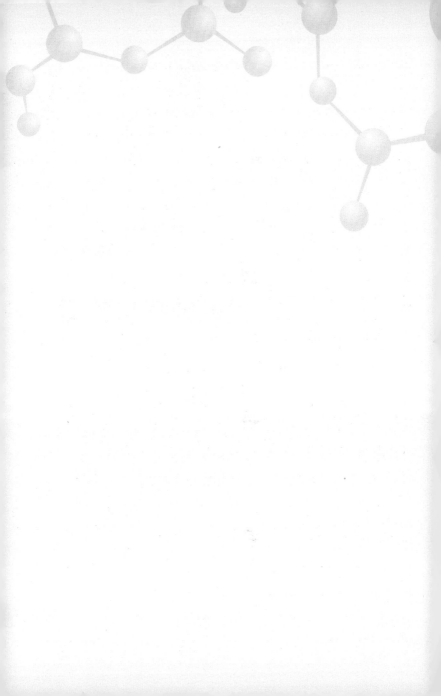

一、慢阻肺与肿瘤

（一）慢阻肺合并肿瘤的流行病学

多种肿瘤与慢阻肺具有共同的危险因素（如：吸烟、空气污染、职业暴露及老龄等）和发病机制（如遗传易感性、免疫应答异常、慢性炎症反应、氧化应激等），两者存在很高的共患病状态，其中以原发性肺部恶性肿瘤（肺癌）的发病与慢阻肺最为密切。研究显示：与非慢阻肺相比，慢阻肺患者罹患肺癌风险升高6.35倍。另一项含31个临床研究，共计829490例慢阻肺患者的Meta分析显示，5.08%的慢阻肺患者合并肺癌，其中，男性占5.09%，女性占2.52%；病理类型以腺癌为主（1.59%），其次为鳞癌（1.35%）。我国一项研究显示，有0.7%慢阻肺患者合并实体瘤。另一方面，慢阻肺在肺癌患者中高发，不同人群和国家的数据显示，肺癌患者中慢阻肺的发病率高达19%~70%。

（二）慢阻肺对肿瘤病理生理的影响

1.慢阻肺对肺癌的影响

慢阻肺对肺癌的影响是多方面的。复旦大学中山医院发现，肺癌合并慢阻肺较未合并者肿瘤分化不良率显著更高（53.2 vs. 43.6%），且术后更易发生肺炎等合并症，并影响预后。慢阻肺促进肺癌发生发展的病理生理机制复杂，主要涉及慢性炎性、免疫功能受损、肿瘤抑制基因和DNA修复基因功能障碍、促细胞增殖信号通路激活等机制；目前认为，长期烟雾暴露引起肺泡屏障功能障碍、慢性炎症、内皮细胞损伤在慢阻肺向肺癌转化过程中发挥作用；而长期炎症导致气道、肺泡损伤和修复过程中发生的上皮间充质转化、内皮细胞间充质转化和肺泡细胞异常增殖等均又增加基因突变风险，组织修复异常，最终导致肿瘤细胞生成。慢阻肺患者长期缺氧状态所致HIF-1α、VEGF、血管生成素、PDGF-B等通路激活，促进血管新生，也为肿瘤存活和转移提供条件，并可能导致病情恶化。

2.慢阻肺对肺外肿瘤的影响

目前关于慢阻肺对肺癌以外肿瘤影响的研究较少，需进一步探索。

（三）肿瘤合并慢阻肺的治疗

1.可手术患者的治疗（围手术期的治疗）

肺癌是肿瘤合并慢阻肺围术期管理中的最大难题。肺叶切除术是早期非小细胞肺癌的标准术式，但其可能对慢阻肺患者肺功能产生不利影响。研究显示，合并慢阻肺的肺癌患者行肺叶切除术后，短期（3~6个月内）的 FEV1 平均下降 0.11 L，长期（1~2 年内）平均下降 0.15 L。因此，如何尽可能降低手术对合并慢阻肺患者的肺功能损伤，改善生存质量是重中之重。一项回顾性队列研究纳入 268 例合并慢阻肺的非小细胞肺癌切除术患者，其中 112 例在围术期接受支气管扩张剂治疗，结果发现术后 1 月、4 月和 1 年内 FEV1 下降值显著低于未接受治疗者，而且治疗组并未增加术后并发症。

在合并慢阻肺的肺外肿瘤围术期管理研究显示，既往诊断慢阻肺和有术前 6 周内吸烟史者术后出现肺炎、急性肺损伤、气管造口瘘等并发症较多，尽早戒烟可使患者获益。围术期间吸入"ICS±支气管舒张剂"能通过减轻气道黏液、降低气道反应性、祛痰和促排痰等功效减轻术后气道黏液分泌和肺功能损失，降低术后气道高反应性所致气道并发症，减少痰潴留和肺不张等术后严重并发症的风险，且不增加术后肺炎等并发症的风险。

综上，围术期戒烟，行"ICS±支气管扩张剂"治疗，对降低合并慢阻肺的肿瘤围术期患者的肺功能损失和减少术后并发症发生都有显著效果。

2.不可手术患者合并慢阻肺的稳定期及急性加重期治疗

合并慢阻肺的肿瘤患者，在予控瘤治疗同时，对慢阻肺进行积极干预是延长生命、改善生活质量和降低肺功能损失的重要措施。一项回顾性临床研究显示，合并慢阻肺的肺癌患者，吸入ICS治疗组的PFS显著优于未吸入组（6.6月 vs. 5.1月，$P<0.05$），吸入ICS能有效改善ECOG的评分（3.1 vs. 3.8，$P<0.05$）。"ICS+LABA"治疗能减轻肺癌合并慢阻肺的肺功能（PEF、FVC%、FEV1%、FEV1/FVC）损失和血清炎症因子（IL-6、IL-8）水平。但国内一项临床研究显示，符合肺癌合并慢阻肺的62例患者中，仅7.1‰诊断了慢阻肺，进行慢阻肺规范治疗的患者仅有4.3‰。由此可见，在肿瘤临床诊疗过程中，医生的关注点更多放在了病死率更高的肿瘤上，倾向于把治疗时呼吸道症状的加重归咎于肿瘤，而忽视了合并慢阻肺等基础疾病对患者的影响。因此，需要重视并加强对肿瘤合并慢阻肺的管理，注意识别呼吸道症状加重是肿瘤还是慢阻肺急性加重所致，并给予慢阻肺稳定期及急性加重期针对性的治疗。

二、间质性肺病与肿瘤

间质性肺病（interstitial lung disease，ILD）是一组弥漫性实质性肺部疾病，主要累及肺泡和周围肺间质，致使肺泡毛细血管功能单位丧失，病变慢性进展，最终形成肺纤维化。ILD病因复杂，种类繁多，常见病因包括特发性、结缔组织疾病（connective tissue disease，CTD）、职业环境暴露、药物和放射等因素。多种不同原因的ILD均可同时患肿瘤性疾病，但文献报道以合并肺癌（lung cancer，LC）最多。研究发现ILD是LC发生的独立危险因素，而CTD-ILD患者易患多种肺外肿瘤。

（一）间质性肺病与肿瘤的流行病学

研究表明多达22%的ILD患者最终发展为肺癌，风险约是普通人群的5倍。ILD患者LC发病率较高，尤其伴有慢性阻塞性肺病（chronic obstructive pulmonary disease，COPD）的患者。一项回顾性队列研究中，COPD组、ILD组和COPD-ILD组的LC每年发病率分别为126.98、156.62和370.38例/万人。研究发现CTD-ILD组和ILD组的肺癌总发病率分别为165.7和161.8/10000人年，年龄<60岁的CTD-ILD患者LC发病率高于同龄单纯ILD患者，50~79岁CTD-ILD患者的全因死亡率高于

单纯 ILD 患者。在 CTD-ILD 中，以（systemic sclerosis，SSc）合并 LC 较为常见。在 CTD-ILD 的回顾性观察研究中，LC 在 SSc 患者中发病率达 11.1%，（rheumatoid arthritis，RA）为 4.5%，多发性肌炎为 4.4%。结节病的免疫缺陷致其肿瘤发生率增高，在 25000 结节病患者中，发生浸润性癌症的相对风险为 1.19。在原发性干燥综合征患者（primary sjögren's syndrome，pSS）人群中，老年 pSS 患者更易出现 ILD 和淋巴瘤，淋巴瘤患病率高，且有不同的诱发因素。

其他类型的 ILD，如肺泡蛋白沉积症（pulmonary alveolar proteinosis，PAP）、慢性过敏性肺炎（chronic hypersensitivity pneumonia，CHP）等均有合并肺癌的病例报道。

（二）间质性肺病对肿瘤的影响

1.ILD 对肺胸肿瘤的影响

多种 ILD 最终进展形成肺纤维化，而肺纤维化是一种慢性进行性疤痕性疾病，异常的损伤愈合过程中，由于反复性损伤刺激，可致进行性肺瘢痕形成，这个过程易形成肺癌。异常增殖、基因改变和肺成纤维细胞的组织浸润均与肿瘤生物学密切相关。由于 ILD 不仅累及肺间质，且可以累及肺实质，导致肺结构及其生物力学特性发生巨大变化，由于肺泡气体交换障碍和肺生理功能下降，影响肺的通气和换气功能，可能会影响胸部肿瘤的生长及转移。

2.ILD对肺外肿瘤的影响

据报道，ILD尤其是纤维化型患者可以合并胃癌，而pSS-ILD患者淋巴瘤的发生率明显升高。肺泡蛋白沉积症（PAP）合并乳腺癌的报道。肺部是多种胸部以外肿瘤常见的转移部位，如果同时存在ILD，可能导致患者肺通气和弥散功能降低，肺功能恶化，容易合并感染和呼吸衰竭。目前，虽然ILD患者可同时出现多种胸外肿瘤，但关于ILD对胸部以外肿瘤的病理生理影响的罕见报道。

（三）肿瘤合并ILD的治疗

1.可手术患者的治疗

对肿瘤可以手术治疗的ILD患者，无论肺部和非肺部手术，都可以导致肺纤维化患者急性加重（acute exacerbation，AE）发生。术前需要评估肺功能状态，除了患者呼吸系统临床症状稳定，应该针对ILD患者不同原因进行积极治疗，以避免术后出现ILD急性加重。

（1）肺功能和肺部间质性病变程度的评估。

术前评估包括血气分析、6分钟步行试验（six min-ute walk test，6MWT）、肺通气和弥散功能测试及胸部高分辨CT检查（HRCT）。以上检查可判断ILD病情严重程度，也是调整治疗方案的重要依据。

（2）针对ILD不同原因的治疗。

ILD种类繁多、病因复杂。术前应积极完善相关检查明确ILD的病因及疾病活动性和病情严重程度。除IPF外，如CTD-ILD、HP和结节病患者可能需用糖皮质激素和/或免疫抑制剂治疗。如需手术，建议在激素和免疫抑制剂减量到最小剂量，建议泼尼松剂量减量到15mg/d以下。对于长期使用激素和免疫抑制剂患者，围手术期可服用复方新诺明预防机会感染，术后建议常规使用二代或三代头孢菌素等预防肺部感染，以避免因术后感染导致ILD急性加重。

（3）抗纤维化治疗。

目前，国内外指南都推荐的抗纤维化药物包括吡非尼酮和尼达尼布。吡非尼酮是一种具有抗纤维化及抗炎作用的新型小分子药物，主要作用于TGF-β信号通道。研究发现服用吡非尼酮的IPF患者肺癌发病率较对照组明显降低，这可能与吡非尼酮抑制TGF-β及诱导癌细胞的细胞周期停滞有关。回顾性研究和多中心Ⅱ期临床试验的结果显示，吡非尼酮治疗在ILD-LC的围手术期是安全的，且有助于降低术后AE-IPF发生率，改善患者的生存及预后。

2.不可手术患者的治疗

（1）稳定期ILD患者的治疗。

对于稳定期IPF患者，一经诊断，推荐使用吡非尼酮或者尼达尼布这两种药物进行抗纤维化治疗。对于SSc-ILD治疗，推荐尼达尼布单独或联合免疫抑制剂（MMF或环磷酰胺）。对非IPF的进行性肺纤维化（progressive pulmonary fibrosis，PPF）患者，推荐采用尼达尼布进行抗纤维化治疗，而吡非尼酮在PPF中需要进一步研究。

对CTD-ILD患者，建议使用激素和免疫抑制剂控制基础疾病的活动性，稳定期建议小剂量激素和/或免疫抑制剂维持治疗。

HP患者在脱离职业环境暴露的同时，建议激素治疗，对非纤维化型HP，激素疗效明显；但对纤维化型HP患者，临床回顾性研究和小样本RCT研究显示激素治疗并不能使肺功能和生存获益，免疫抑制剂 AZA、MMF 可改善部分纤维化型 HP 临床症状和肺功能。

对肺结节病的治疗，对 I 期和 II 期肺结节病、肺功能 FVC 预测值>70%，且无肺外器官受累者，建议随访观察。经放射学或肺功能诊断为进行性疾病、症状明显或需治疗肺外疾病的患者，口服糖皮质激素是一线治疗方法。二线可使用 AZA、来氟米特、甲氨蝶呤、MMF、羟氯喹治疗，三线可用生物制剂。

（2）急性加重期（AE）ILD 患者的治疗。

由于 AE 可发生于非 IPF 的 ILD 患者，其临床过程、影像学和病理学表现和 AE-IPF 类似，治疗方案可以参照 AE-IPF 方案。

首先，在激素使用上，建议根据原发病、是否存在感染、合并症及疾病严重程度等综合考虑，决定激素治疗的起始剂量，范围可从口服泼尼松（0.5~1 mg/kg/d）到静注甲强龙 500~1000 mg/kg/d，然后减量为口服或等效剂量泼尼松，4~8 周内逐步减到维持剂量。对 AE-IPF，RCT 临床研究证实不推荐采用大剂量激素联合环磷酰胺及血栓调节蛋白 α 的治疗。

对 CTD-ILD 急性加重患者，建议使用激素联合免疫抑制剂，如每半月一次静脉CYC 0.4~0.8 g方案。虽对F-HP、iNSIP和U-ILD患者发生AE，临床医生可能会选择联合免疫抑制剂，但目前尚无临床研究证据支持。

另外，建议常规采用广谱抗生素抗感染治疗，必要时可联合抗病毒治疗，常规采用预防性下肢深静脉血栓措施，防止肺栓塞发生。

三、肺结核与肿瘤

（一）肺结核对肺部肿瘤的影响和治疗原则

肺结核合并肺部肿瘤并不罕见。肺结核可能增加肺部肿瘤风险，肺部肿瘤可能造成整体免疫受损，进而导致肺结核感染或复燃。肺结核增加肺部肿瘤风险的原因可能在于慢性炎症与肺纤维化在肺癌中的作用。通过持续局部炎症以及修复或纤维化过程导致肺癌进展。肺部炎症可导致肺上皮损伤，浸润的淋巴细胞和巨噬细胞释放细胞因子（通常为肿瘤坏死因子及白细胞介素-1）诱导细胞因子级联反应以及肺上皮细胞增殖。微环境中炎症细胞产生ROS可导致染色体断裂以及DNA突变积累，从而导致癌症发生及发展。

肺结核和肺部肿瘤均为消耗性疾病，肺结核使肺癌的全身治疗复杂化，两病同患的患者免疫力减弱，常存在免疫缺陷，抗结核及控肿瘤部分药物间的相互作用使两种疾病的治疗效果均变差，但对两种疾病合并的患者，治疗上以挽救患者生命为首要原则，优先治疗严重威胁生命的疾病，以控制病情发展。

（二）肺部肿瘤合并活动性肺结核时肺结核的治疗

对肿瘤合并活动性肺结核患者，尽早应用抗结核药物，抗肿瘤和抗结核化学治疗可同时进行，但注意化疗方案选择上要避免药物间相互作用及毒副作用的叠加，特别是对需要使用靶向等免疫制剂的肿瘤患者，需要根据患者耐受情况制定合适用药方案并密切观察各种指标。

（三）肿瘤手术治疗的围术期管理

早期肺癌初始诊断时，合并肺结核诊断的确立通常是基于痰涂片阳性或呼吸道标本核酸阳性。关于肺癌术前抗结核治疗持续时间的数据较少。有文献指出，对敏感的结核分枝杆菌进行两周四联强化抗结核治疗后，痰中结核杆菌清除迅速，因此在进行两周强化抗结核治疗后复查痰涂片，转阴后进行肺癌手术治疗通常是安全的。但较高的痰菌载量及形成空洞病变可能会延长痰涂片转阴时间。推荐应用分子技术检测利福平耐药性，尤其是在结核高负担的国家和地区。术后需继续抗结核治疗，根据患者耐受情况选择合适的控肿瘤放化疗方案等综合治疗。

（四）肿瘤的细胞毒药物化疗

目前有限的研究结果显示，在细胞毒化疗期间进行抗结核治疗是有效且相对安全的。韩国一项回顾性研究报告了接受恶性肿瘤细胞毒化疗的结核病患者的临床过程和治疗结果。该研究对比了24例恶性肿瘤化疗期间的活动性结核患者与匹配的48例无恶性肿瘤的结核患者，所有患者均采用含有利福平的标准抗结核方案。结果显示两组细菌学、影像学反应以及副作用均无显著差异。

（五）靶向治疗

关于合并结核病且携带EGFR突变位点的肺癌的发病率及预后的文献较少。台湾地区的一项研究指出合并结核病的患者EGFR突变发生率较高。然而有研究表明合并肺结核的携带EGFR突变的肺腺癌患者接受TKIs治疗后的反应较差。

（六）免疫检查点抑制剂治疗

肺癌免疫治疗期间治疗活动性结核的临床经验有限，少量证据提示恶性肿瘤合并结核病患者同样获益于免疫检查点抑制剂治疗，联合抗结核治疗时患者耐受性尚可。

四、尘肺与肿瘤

（一）流行病学

尘肺病是一种慢性疾病，其发生与长期生产性粉尘接触有关，粉尘在体内停留并引起肺部广泛纤维化，从而使呼吸道系统的防御机制受到损伤，免疫力下降，继而合并多种合并症和并发症（如呼吸系统疾病、循环系统疾病、恶性肿瘤等），影像学主要表现为不同形态小阴影、大阴影，胸膜斑等，这几种影像表现与患者吸入的粉尘量、肺纤维化程度相关，决定了尘肺病分期，代表着尘肺病的严重程度。我国尘肺根据影像学表现分期分为Ⅰ、Ⅱ、Ⅲ期，Ⅲ期尘肺患者肺功能存在差异，随着尘肺期别的增加，肺功能障碍程度增加，肺通换气量与弹性降低，气道阻力增加，增高肺动脉压力，增加心脏负荷，进而影响患者生存质量和生存时间。有研究发现尘肺死因中肺结核、肺源性心脏病构成比逐渐下降，而恶性肿瘤占比逐渐增加。因此，肿瘤合并尘肺治疗方案的选择需认真考量如何保护好病患肺功能、实现最大获益。

（二）尘肺对肿瘤治疗的影响

1.尘肺对肺部肿瘤诊疗的影响

（1）对肺部肿瘤诊断的影响：尘肺合并肺癌症状表现不具特异性，影像学表现较为复杂，临床存在一定误诊情况，主要误诊为尘肺团块、肺结核、肺炎、肺不张、肺脓肿等。所以，当尘肺患者胸部CT检查发现肺部阴影形态异常，同时存在咳嗽、呼吸困难或咯血、胸痛，需警惕肺癌可能性，尽快开展临床及病理诊断。

（2）对肺部肿瘤治疗的影响：对TNM分期评估可外科手术的肺部肿瘤，尘肺对其产生的影响主要表现在术前评估肺功能受限与否、手术过程以及术后并发症上。对TNM分期评估可手术而因尘肺肺功能受限患者，可根据临床情况选择对肺功能要求低的微创肿瘤消融减瘤或根治术或保守治疗。而对非肺功能受限的TNM分期评估可手术的尘肺合并肺部肿瘤患者：因尘肺常出现胸膜致密粘连、淋巴结纤维化和淋巴结钙化，术中清扫淋巴结、游离粘连胸膜可能损伤肺组织以致术后长期漏气，延长拔管时间；甚至导致术式改变（从胸腔镜手术转换为开放手术或胸腔镜辅助）。此外，尘肺肺功能降低，部分患者合并慢性肺源性心脏病，进而引起心功能不全，且尘肺合并肿瘤患者BMI往往低于单纯肿瘤患者。心肺功能不全及营养状况不佳均会影响手术进行、延长住院天数、增加术后并发症风险。

对TNM分期评估不可手术的尘肺合并肺部肿瘤患者，尘肺容易引发慢阻肺、呼吸道感染、肺结核、肺源性心脏病等并发症，影响生活质量（ECOG评分），进而影响或限制控瘤药物及局部（尤其是胸部）放疗手段选择。

2.尘肺对肺外肿瘤诊疗的影响

对可手术的肺外肿瘤，尘肺对其产生的影响主要体现在手术耐受性和术后并发症方面。尘肺患者心肺功能不全及营养状况不佳同样会影响肺外手术的进行、延长住院天数以及增加术后并发症风险。

对不可手术的肺外肿瘤，尘肺对其产生的影响同样体现在控瘤药物及局部放疗手段的选择上。

（三）尘肺合并肿瘤的治疗

目前为止，国内外均无针对尘肺肺纤维化有效的治疗药物和措施。主要治疗原则是加强健康管理，积极开展综合治疗（对症治疗、并发症/合并症治疗、康复治疗），延缓疾病进展，减轻患者痛苦。

1.尘肺的治疗

首先健康管理：戒烟，避免粉尘接触，加强营养及养成良好的生活习惯，增强机体抵抗力；其次是综合治疗：根据患者临床症状对症药物治疗及氧疗，积极预防和治疗并发症；药物治疗目前共识推荐有汉防己甲素；目前大容量全肺肺泡灌液术尚不是尘肺病的常规治疗方案；对于终末期尘肺患者可考虑肺移植手术。

2.尘肺合并肿瘤的治疗

（1）尘肺合并肿瘤的手术治疗：

1）术前评估：尘肺患者因肺功能损伤合并有呼吸功能不全，必须对尘肺患者的有关情况进行评价，了解粉尘接触情况，以及尘肺分级、肺功能损伤程度、有无合并活动感染等。注意心肺X线所见和血气分析结果，控制肺部感染，纠正低氧血症。

2）术中管理：麻醉前用药要认真考虑，引起支气管收缩的药物，如吗啡不宜使用，阿托品用量不宜过大，以免引起脉搏增快和气道分泌物黏稠。不论何种麻醉，术前都要充分供氧，维持动脉血氧分压（PaO_2）和二氧化碳分压（$PaCO_2$）在正常范围。术中应采取保护性肺通气策略。术中应注意掌握液体输入量，不宜过快，以免引起术后肺水肿。

3）术后管理：尘肺患者建议术后进入ICU室监护，进行动脉血气、心电、氧饱和度及呼吸功能等各项监测，根据情况，给予合适的氧疗，必要时机械通气，同时，做好气道管理和呼吸康复。尘肺患者术后易并发肺炎和肺不张，早期适量应用广谱有效的抗生素，严格记录出入量，注意心肺功能，防止液体量过多或不足。

（2）尘肺合并TNM分期不可手术肿瘤的治疗：Ⅰ期尘肺患者常无呼吸道症状，PS评分在小于2分的情况下可积极控瘤治疗，但因考虑肺部影像学轻微改变，在控瘤方案选择中考虑到放疗、靶向及免疫药物治疗对肺部的损伤，需慎重选择，以免加重肺功能恶化。Ⅱ—Ⅲ期尘肺出现较为严重呼吸系统症状，或合并感染、气胸及心脏疾病情况下，通常PS评分较差，建议谨慎选择控瘤治疗方案。同时要通过尘肺种类、期别、症状、肺功能、血气分析、并发症6项指标充分评估病情。根据评估结果，给予对症支持治疗、积极抗感染、改善心肺功能、治疗并发症等措施。

五、哮喘与肿瘤

(一) 哮喘合并肿瘤的流行病学

大规模临床研究显示哮喘增加肺癌发生的风险。国内周清华团队也发现哮喘病史与小细胞肺癌的发病风险增加有关。但哮喘合并肿瘤的患病率和死亡率等数据尚不明确。

(二) 哮喘对肿瘤的影响

1.对胸部肿瘤的影响

慢性气道炎症作为哮喘的基本特征，主要由2型辅助型T细胞（t helper 2，Th2）/2型固有淋巴细胞（innate lymphoid cell 2，ILC2）等免疫细胞和白介素（interleukin，IL）-4、IL-5、IL-13等细胞因子介导。哮喘伴随的肺局部免疫和炎症微环境对肿瘤的作用是复杂和矛盾的，可促进血管生成、抑制抗肿瘤免疫细胞功能，反之微环境组分也可直接杀伤瘤细胞或发挥有效的免疫调节作用。合并哮喘可能会增加NSCLC患者免疫治疗后发生免疫检查点抑制剂相关性肺炎（CIP）的风险。

2.对胸部外肿瘤的影响

哮喘对胸部以外肿瘤的影响主要体现在长期慢性气道炎症和免疫失衡，对肿瘤发生、发展有不利作用，间接影响放化疗、靶向治疗和免疫治疗等效果，加重肿瘤患者的疾病负担，并给治疗带来一定困难。微血管通透性增加和局部免疫细胞产生的微环境可能导致肿瘤转移风险增加。但哮喘作为合并症存在异质性并伴随诸多混杂因素，仍需更深入临床研究获得相关证据支持。

3.肿瘤合并哮喘的治疗

（1）可手术患者的治疗：合并哮喘的肿瘤患者在围术期出现急性发作多见于个例报道。术中哮喘发作可致严重后果，甚至危及生命。重视哮喘围术期的管理，让合并哮喘的肿瘤患者成功接受肿瘤的手术治疗。

合并哮喘的肿瘤患者的围术期管理包括：①哮喘控制的准确评估：完善肺功能、呼出气一氧化氮（fractional exhaled nitric oxide，FeNO）等检查；②肿瘤手术的合适时机、术式和麻醉方式选择；③术前哮喘治疗药物的规范化应用，根据检查结果适当给予药物预处理，充分控制气道高反应性；④术中麻醉的规范使用，一旦术中发生哮喘发作，可吸入支气管扩张剂、静脉注射激素等；⑤良好的术后管理，包括镇痛、减少应激等，可以减少急性发作和术后并发症。

（2）不可手术患者的治疗：针对不可手术的患者，也需及时控制哮喘发作。

对稳定期的哮喘患者，应根据国内外哮喘指南进行规范化治疗，并定期调整治疗方案，以维持患者的控制水平。

对急性发作期的哮喘患者，应尽快缓解气道痉挛，纠正低氧血症，恢复肺功能，并积极防治并发症。

合并重症哮喘的肿瘤患者常难耐受抗肿瘤治疗，应通过治疗缓解哮喘症状。可考虑高剂量ICS联合或不联合口服激素，加用白三烯调节剂和抗IgE单抗联合治疗。其他可选择的方案包括IL-5/5R单抗、IL-4R单抗、TSLP单抗、免疫抑制剂、支气管热成形术等。

部分接受免疫治疗者可出现免疫治疗不良反应，极个别可引起严重支气管哮喘。发作时使用全身激素治疗可缓解症状，IL-5单抗等生物制剂在重症哮喘患者中可能有效。

参考文献

1. Friedrich Paulsen，Jens Waschke. Sobotta Atlas of Human Anatomy. 15th ed. Elsevier. Urban & Fisher. Copyright，2013.

2. Susan Standring. Gray's Anatomy. 42nd ed. Elsevier. Copyright，2020.

3. 王吉耀，廖二元，胡品津. 内科学. 北京：人民卫生出版社. 2011.

4. V.Courtney Broaddus，Murray & Nadel's Textbook of Respiratory Medicine，7thEdition，2021.

5. Lee Goldman，Andrew I. Schafer. Goldman-Cecil Medicine，26th Edition，2019.

6. 葛均波，徐永健，王辰. 内科学，第九版. 北京：人民卫生出版社，2018.

7. 万学红，卢雪峰. 诊断学，第九版. 北京：人民卫生出版社，2018.

8. 王庭槐. 生理学. 九版. 北京：人民卫生出版社，2018.

9. 张金铭. 继发性肺肿瘤——转移性肺肿瘤. 天津：天津科技翻译出版社，2014.

10. 陈军. 胸部肿瘤学，2版. 北京：清华大学出版社，

ing Initial Strategies. Chest，2020，158（5）：1896-1911.

20.Di Pasquale M F，Sotgiu G，Gramegna A，et al. Prevalence and Etiology of Community-acquired Pneumonia in Immunocompromised Patients. Clin Infect Dis，2019，68（9）：1482-1493.

21.Falanga A，Brenner B，Khorana A A，et al. Thrombotic Complications in Patients with Cancer：Advances in Pathogenesis，Prevention，and Treatment-A report from ICTHIC 2021. Res Pract Thromb Haemost，2022，6（5）：e12744.

22.急性肺栓塞多学科团队救治中国专家共识，中华医学会心血管病学分会，中国医师协会心血管内科医师分会肺血管疾病学组，中国肺栓塞救治团队（PERT）联盟.中华心血管病杂志，2022，50：25-35.

23.Woodruff S，Lee A Y Y，Carrier M，et al. Low-molecular-weight-heparin Versus a Coumarin for the Prevention of Recurrent Venous Thromboembolism in High-and low-risk patients with Active Cancer：A Post Hoc

Analysis of the CLOT Study. J Thromb Thrombolysis, 2019, 47 (4): 495-504.

24. Giugliano R P, Ruff C T, Braunwald E, et al. Edoxaban versus Warfarin in Patients with Atrial Fibrillation. N Engl J Med, 2013 , 369 (22): 2093-2104.

25. Raskob G E, van Es N, Verhamme P, et al. Edoxaban for the Treatment of Cancer-Associated Venous Thromboembolism. N Engl J Med, 2018, 378 (7): 615-624.

26. Michio Nakamura. et al. Feasibility of edoxaban for asymptomatic cancer-associated thrombosis in Japanese patients with gastrointestinal cancer: ExCAVE study. BMC Cancer, 2022, 22 (1): 1322.

27. Jessica L Mega , et al. Pharmacology of antithrombotic drugs: an assessment of oral antiplatelet and anticoagulant treatments. Lancet, 2015, 386 (9990): 281-291.

28. Edith A Nutescu, et al. Pharmacology of anticoagulants used in the treatment of venous thromboembolism. J Thromb Thrombolysis, 2016, 41 (1): 15-31.

29. Young A M, Marshall A, Thirlwall J, et al. Compari-

son of an Oral Factor Xa Inhibitor With Low Molecular Weight Heparin in Patients With Cancer With Venous Thromboembolism: Results of a Randomized Trial (SELECT-D). J Clin Oncol, 2018, 36 (20): 2017-2023.

30. Riess H, Prandoni P, Harder S, et al. Direct Oral Anticoagulants for the Treatment of Venous Thromboembolism in Cancer Patients: Potential for Drug-drug Interactions. Crit Rev Oncol Hematol, 2018, 132: 169-179.

31. Key N S, Khorana A A, Kuderer N M, et al. Venous Thromboembolism Prophylaxis and Treatment in Patients With Cancer: ASCO Clinical Practice Guideline Update. J Clin Oncol, 2020, 38 (5): 496-520.

32. Ernst A, Feller-Kopman D, Becker H D, et al. Central Airway Obstruction. Am J Respir Crit Care Med, 2004, 169 (12): 1278-1297.

33. 中国抗癌协会肿瘤光动力治疗专业委员会. 继发性消化道-呼吸道瘘介入诊治专家共识（第二版）. 临床内科杂志, 2021, 38 (8): 573-576.

34. Lenz C J, Bick B L, Katzka D, et al. Esophagorespiratory Fistulas: Survival and Outcomes of Treatment. J Clin Gastroenterol, 2018, 52 (2): 131-136.

35. Larson B, Adler D G. Endoscopic Management of Esophagorespiratory Fistulas. Techniques in Gastrointestinal Endoscopy, 2019, 21 (2): 65-70.

36. Herth F J, Peter S, Baty F, et al. Combined Airway and Oesophageal Stenting in Malignant Airway-oesophageal Fistulas: a Prospective Study. Eur Respir J, 2010, 36 (6): 1370-1374.

37. Goligher E C, Combes A, Brodie D, et al. Determinants of the Effect of Extracorporeal Carbon Dioxide Removal in the SUPERNOVA Trial: Implications for Trial Design. Intensive Care Med, 2019, 45 (9): 1219-1230.

38. Li L, Mok H, Jhaveri P, et al. Anticancer Therapy and Lung Injury: Molecular Mechanisms. Expert Rev Anticancer Ther, 2018, 18 (10): 1041-1057.

39. Hay J, Shahzeidi S, Laurent G. Mechanisms of Bleomycin-induced Lung Damage. Arch Toxicol, 1991, 65

（2）：81-94.

40.Hecht S M. Bleomycin：New Perspectives on the Mechanism of Action. J Nat Prod，2000，63（1）：158-168.

41. Hoyt D G，Lazo J S. Acute Pneumocyte Injury，Poly（ADP-ribose）Polymerase Activity，and Pyridine Nucleotide Levels After in vitro Exposure of Murine Lung Slices to Cyclophosphamide. Biochem Pharmacol，1994，48（9）：1757-1765.

42.郑东，董菲，庞萌，等.含利妥昔单抗化疗方案治疗弥漫大B细胞淋巴瘤致急性肺损伤患者26例临床分析.中国实验血液学杂志，2020，28（6）：1919-1922.

43.燕明宇，陈亮，熊文激，等.恶性疾病化疗后急性肺损伤的影像学表现.中国实验诊断学，2010，14（5）：745-746.

44.杨朝群，刘刚，赵静，等.肺癌化疗后放射治疗致急性肺损伤的X线表现.农垦医学，2004，26（6）：404-405.

45.Liu T，De Los Santos F G，Phan S H. The Bleomycin Model of Pulmonary Fibrosis. Methods Mol Biol，2017，

1627：27-42.

46. 徐世荣. 抗癌药物致肺部疾病（文献综述）. 河北医药，1980，（1）：51-53.

47. 王聪，盛修贵，李庆水，等. 博来霉素致肺纤维化5例. 中国抗癌协会妇科肿瘤专业委员会第十一届全国学术会议. 2011.

48. Gupta R，Ettinger N A. Beyond Conventional Therapy：Role of Pulse Steroids in Bleomycin Induced Lung Injury. Respir Care，2014，59（1）：e9-e12.

49. 李全. 糖皮质激素对急性肺损伤的治疗分析. 现代养生，2014，（16）：64-65.

50. 潘珏，何礼贤. 糖皮质激素作为重症肺炎的辅助治疗：现状和展望. 临床药物治疗杂志，2012，10（3）：1-5.

51. 徐慧敏. 非小细胞肺癌放射性肺损伤的临床特征、治疗转归及生物学相关因素分析. 北京协和医学院，2013.

52. 董菲，郑东，王翔宇，等. 老年非霍奇金淋巴瘤化疗后肺损伤临床用药特点的分析. 中国临床药理学杂志，2022，38（7）：727-730.

53.刘丽云，赵娜，王琳琳，等.吡非尼酮和尼达尼布药物的研究进展.山西化工，2022，42（2）：49-51.

54.郑小兵，金琳羚，黄文，等.进展性纤维化性间质性肺疾病与抗纤维化治疗.中华结核和呼吸杂志，2021，44（6）：569-573.

55.张凌云，田飞，龚正，等.尼达尼布治疗放射性肺损伤一例并文献复习.中国呼吸与危重监护杂志，2021，20（8）：584-587.

56.杜芳瑜，薛盖君，刘中博，等.细胞因子风暴及其治疗方法的研究进展.中国药物化学杂志，2021，31（1）：39-54.

57.Wu Y L，Tsuboi M，He J，et al. Osimertinib in Resected EGFR-Mutated Non-Small-Cell Lung Cancer. N Engl J Med，2020，383（18）：1711-1723.

58.Yang Y，Zhou J，Zhou J，et al. Efficacy，Safety，and Biomarker Analysis of Ensartinib in Crizotinib-resistant，ALK-Positive Non-Small-Cell Lung Cancer：A Multi-centre，Phase 2 Trial. The Lancet Respiratory medicine，2020，8（1）：45-53.

59.Paz-Ares L，Barlesi F，Siena S，et al. Patient-reported Outcomes from STARTRK-2: A Global Phase II Basket Study of Entrectinib for ROS1 Fusion-positive Non-Small-Cell Lung Cancer and NTRK Fusion-positive Solid Tumours. ESMO open, 2021, 6 (3): 100113.

60. Wolf J, Seto T, Han J Y, et al. Capmatinib in MET Exon 14-Mutated or MET-Amplified Non-Small-Cell Lung Cancer. N Engl J Med, 2020, 383 (10): 944-957.

61. Drilon A, Oxnard G R, Tan D S W, et al. Efficacy of Selpercatinib in RET Fusion-Positive Non-Small-Cell Lung Cancer. N Engl J Med, 2020, 383 (9): 813-824.

62. Planchard D, Besse B, Groen H J M, et al. Phase 2 Study of Dabrafenib Plus Trametinib in Patients With BRAF V600E-Mutant Metastatic NSCLC: Updated 5-Year Survival Rates and Genomic Analysis. J Thorac Oncol, 2022, 17 (1): 103-115.

63. Kubo K, Azuma A, Kanazawa M, et al. Consensus Statement for the Diagnosis and Treatment of Drug-Induced Lung Injuries. Respiratory investigation, 2013,

51（4）：260-277.

64.Jänne P A，Baik C，Su W C，et al. Efficacy and Safety of Patritumab Deruxtecan（HER3-DXd）in EGFR Inhibitor-Resistant，EGFR-Mutated Non-Small Cell Lung Cancer. Cancer Discov，2022，12（1）：74-89.

65.Noronha V，Patil V M，Joshi A，et al. Gefitinib Versus Gefitinib Plus Pemetrexed and Carboplatin Chemotherapy in EGFR-Mutated Lung Cancer. J Clin Oncol，2020，38（2）：124-136.

66.Nagaria N C，Cogswell J，Choe J K，et al. Side Effects and Good Effects From New Chemotherapeutic Agents. Case 1. Gefitinib-induced interstitial fibrosis. J Clin Oncol，2005，23（10）：2423-2424.

67.Ohmori T，Yamaoka T，Ando K，et al. Molecular and Clinical Features of EGFR-TKI-Associated Lung Injury Int J Mol Sci，2021，22（2）：792.

68.Shi L，Tang J，Tong L，et al. Risk of Interstitial Lung Disease with Gefitinib and Erlotinib in Advanced Non-Small Cell Lung Cancer：a Systematic Review and Meta-Analysis of Clinical Trials. Lung Cancer，2014，83

(2): 231-239.

69. Gemma A, Kusumoto M, Sakai F, et al. Real-World Evaluation of Factors for Interstitial Lung Disease Incidence and Radiologic Characteristics in Patients With EGFR T790M -positive NSCLC Treated With Osimertinib in Japan. J Thorac Oncol, 2020, 15 (12): 1893-1906.

70. Matsuno O. Drug-Induced Interstitial Lung Disease: Mechanisms and Best Diagnostic Approaches. Respir Res, 2012, 13 (1): 39.

71. Conte P, Ascierto P A, Patelli G, et al. Drug-Induced Interstitial Lung Disease During Cancer Therapies: Expert Opinion on Diagnosis and Treatment. ESMO open, 2022, 7 (2): 100404.

72. Matsumoto K, Nakao S, Hasegawa S, et al. Analysis of Drug-Induced Interstitial Lung Disease Using the Japanese Adverse Drug Event Report Database. SAGE open medicine, 2020, 8: 2050312120918264.

73. Komada F, Nakayama Y, Takara K. Analysis of Time-to-onset and Onset-pattern of Interstitial Lung Disease

after the Administration of Monoclonal Antibody Agents. Yakugaku Zasshi, 2018, 138 (12): 1587-1594.

74. Terbuch A, Tiu C, Candilejo I M, et al. Radiological Patterns of Drug-induced Interstitial Lung Disease (DILD) in Early-phase Oncology Clinical Trials. Clin Cancer Res, 2020, 26 (18): 4805-4813.

75. Gemma A, Kusumoto M, Kurihara Y, et al. Interstitial Lung Disease Onset and Its Risk Factors in Japanese Patients With ALK-Positive NSCLC After Treatment With Crizotinib. J Thorac Oncol, 2019, 14 (4): 672-682.

76. Koshikawa K, Terada J, Abe M, et al. Clinical Characteristics and Risk Factors of Drug-Induced Lung Injury by ALK Tyrosine Kinase Inhibitors: A Single Center Retrospective Analysis. Thoracic cancer, 2020, 11 (6): 1495-1502.

77. Kudoh S, Kato H, Nishiwaki Y, et al. Interstitial Lung Disease in Japanese Patients with Lung Cancer: a Cohort and Nested Case-Control Study. Am J Respir Crit Care Med, 2008, 177 (12): 1348-1357.

78. Shibaki R, Ozawa Y, Noguchi S, et al. Impact of Pre-

existing Interstitial Lung Abnormal Shadow on Lung Injury Development and Severity in Patients of Non-small Cell Lung Cancer Treated with Osimertinib. Cancer medicine, 2022, 11 (20): 3743-3750.

79.Spagnolo P, Bonniaud P, Rossi G, Sverzellati N, Cottin V. Drug-induced Interstitial Lung Disease. Eur Respir J, 2022, 60 (4): 2102776.

80.Tarantino P, Modi S, Tolaney S M, et al. Interstitial Lung Disease Induced by Anti-ERBB2 Antibody-Drug Conjugates: A Review. JAMA oncology, 2021, 7 (12): 1873-1881.

81.Johkoh T, Lee K S, Nishino M, et al. Chest CT Diagnosis and Clinical Management of Drug-Related Pneumonitis in Patients Receiving Molecular Targeting Agents and Immune Checkpoint Inhibitors: A Position Paper From the Fleischner Society. Chest, 2021, 159 (3): 1107-1125.

82.Kawase S, Hattori N, Ishikawa N, et al. Change in Serum KL-6 Level from Baseline is Useful for Predicting Life-Threatening EGFR-TKIs Induced Interstitial Lung

Disease. Respir Res, 2011, 12 (1): 97.

83. Inomata S, Takahashi H, Nagata M, et al. Acute Lung Injury as an Adverse Event of Gefitinib. Anticancer Drugs, 2004, 15 (5): 461-467.

84. Chetta A, Marangio E, Olivieri D. Pulmonary Function Testing in Interstitial Lung Diseases. Respiration, 2004, 71 (3): 209-213.

85. Troy L K, Grainge C, Corte TJ, et al. Diagnostic Accuracy of Transbronchial Lung Cryobiopsy for Interstitial Lung Disease Diagnosis (COLDICE): a Prospective, Comparative Study. The Lancet Respiratory medicine, 2020, 8 (2): 171-181.

86. Eaden J A, Skeoch S, Waterton J C, et al. How Consistently do Physicians Diagnose and Manage Drug-Induced Interstitial Lung Disease? Two Surveys of European ILD Specialist Physicians. ERJ Open Res, 2020, 6 (1): 00286-2019.

87. Wu L, Zhong W, Li A, et al. Successful Treatment of EGFR T790M-mutant Non-Small Cell Lung Cancer with Almonertinib After Osimertinib-induced Interstitial

Lung Disease: a Case Report and Literature Review. Ann Transl Med, 2021, 9 (11): 950.

88. Wang L, Wang W. Safety and Efficacy of Anaplastic Lymphoma Kinase Tyrosine Kinase Inhibitors in Non-Small Cell Lung Cancer (Review). Oncol Rep, 2021, 45 (1): 13-28.

89. Turk H M, Adli M, Simsek M, et al. Successful Re-treatment with Erlotinib after Erlotinib-related Interstitial Lung Disease. Tumori, 2021, 107 (6): Np84-np6.

90. Kodama H, Wakuda K, Yabe M, et al. Retrospective Analysis of Osimertinib Re-Challenge after Osimertinib-Induced Interstitial Lung Disease in Patients with EGFR-mutant Non–Small Cell Lung Carcinoma. Invest New Drugs, 2021, 39 (2): 571-577.

91. Nasu S, Suzuki H, Shiroyama T, et al. Safety and Effi-cacy of Afatinib for the Treatment of Non-Small-Cell Lung Cancer Following Osimertinib-Induced Interstitial Lung Disease: A Retrospective Study. Invest New Drugs, 2020, 38 (6): 1915-1920.

92. 谷俊杰，白帆，宋兰，等. EGFR 突变非小细胞肺癌患者奥希替尼诱导间质性肺疾病后奥希替尼再挑战：病例报道. 中国肺癌杂志，2021，24（11）：804-807.

93. Oxnard G R，Yang J C，Yu H，et al. TATTON：a Multi-arm，Phase Ib Trial of Osimertinib Combined with Selumetinib，Savolitinib，or Durvalumab in EGFR-mutant Lung Cancer. Ann Oncol，2020，31（4）：507-516.

94. Schoenfeld A J，Arbour K C，Rizvi H，et al. Severe Immune-Related Adverse Events are Common with Sequential PD-（L）1 Blockade and Osimertinib. Ann Oncol，2019，30（5）：839-844.

95. Berse B，Brown L F，Van de Water L，et al. Vascular Permeability Factor（vascular endothelial growth factor）Gene is Expressed Differentially in Normal Tissues，Macrophages，and Tumors. Mol Biol Cell，1992，3（2）：211-220.

96. Kaner R J，Crystal R G. Compartmentalization of Vascular Endothelial Growth Factor to the Epithelial Surface of

the Human Lung. Mol Med，2001，7（4）：240-246.

97.Tang K，Rossiter H B，Wagner P D，Breen E C. Lung-targeted VEGF Inactivation Leads to an Emphysema Phenotype in Mice. J Appl Physiol（1985），2004，97（4）：1559-1549.

98.Koyama S，Sato E，Haniuda M，et al. Decreased Level of Vascular Endothelial Growth Factor in Bronchoalveolar Lavage Fluid of Normal Smokers and Patients with Pulmonary Fibrosis. Am J Respir Crit Care Med，2002，166（3）：382-385.

99.Prat A，Martínez P，Serrano C，et al. Acute Lung Injury Associated with Docetaxel and Bevacizumab. Clin Oncol（R Coll Radiol），2007，19（10）：803-805.

100.刘文生，温晓娜.国内期刊药源性肺疾病文献的回顾性分析.中国新药杂志，2012，21（9）：1063—1066.

101.Sridhar S，Kanne J P，Henry T S，et al. Medication-induced Pulmonary Injury：A Scenario- and Pattern-based Approach to a Perplexing Problem. Radiographics，2022，42（1）：38-55.

102.Meyer K C, Raghu G, Baughman R P, et al. An official American Thoracic Society Clinical Practice Guideline: the Clinical Utility of Bronchoalveolar Lavage Cellular Analysis in Interstitial Lung Disease. Am J Respir Crit Care Med, 2012, 185 (9): 1004-1014.

103.Müller N L, White D A, Jiang H, et al. Diagnosis and Management of Drug-Associated Interstitial Lung Disease. Br J Cancer. 2004; 91 Suppl 2: S24-S30.

104.Nishino M, Giobbie-Hurder A, Hatabu H, et al. Incidence of Programmed Cell Death 1 Inhibitor-Related Pneumonitis in Patients With Advanced Cancer: A Systematic Review and Meta-analysis. JAMA Oncol, 2016, 2 (12): 1607-1616.

105.Geng Y, Zhang Q, Feng S, et al. Safety and Efficacy of PD-1/PD-L1 Inhibitors Combined with Radiotherapy in Patients with Non-Small-Cell Lung Cancer: a Systematic Review and Meta-Analysis. Cancer Med, 2021, 10 (4): 1222-1239.

106.Li B, Jiang C, Pang L, et al. Toxicity Profile of Combining PD-1/PD-L1 Inhibitors and Thoracic Radiotherapy in Non-Small Cell Lung Cancer: A Systematic Review. Front Immunol, 2021, 12: 627197.

107. Pozzessere C, Bouchaab H, Jumeau R, et al. Relationship Between Pneumonitis Induced by Immune Checkpoint Inhibitors and the Underlying Parenchymal Status: a Retrospective Study. ERJ Open Res, 2020, 6 (1): 00165-2019.

108. Shaverdian N, Lisberg A E, Bornazyan K, et al. Previous Radiotherapy and the Clinical Activity and Toxicity of Pembrolizumab in the Treatment of Non-Small-Cell Lung Cancer: a Secondary Analysis of the KEYNOTE-001 Phase 1 Trial [published correction appears in Lancet Oncol. 2017 Jul; 18 (7): e371]. Lancet Oncol, 2017, 18 (7): 895-903.

109. Liu X, Shi Y, Zhang D, et al. Risk Factors for Immune-Related Adverse Events: what have we Learned and what Lies Ahead?. Biomark Res, 2021, 9 (1): 79.

110. Zhang M, Fan Y, Nie L, et al. Clinical Outcomes of Immune Checkpoint Inhibitor Therapy in Patients With

Advanced Non–small Cell Lung Cancer and Preexisting Interstitial Lung Diseases: A Systematic Review and Meta–analysis. Chest, 2022, 161 (6): 1675–1686.

111.Shibaki R, Murakami S, Matsumoto Y, et al. Association of Immune–Related Pneumonitis with the Presence of Preexisting Interstitial Lung Disease in Patients with Non–Small Lung Cancer Receiving Anti –Programmed Cell Death 1 Antibody. Cancer Immunol Immunother, 2020, 69 (1): 15–22.

112.Chao Y, Zhou J, Hsu S, et al. Risk Factors for Immune Checkpoint Inhibitor–Related Pneumonitis in Non–Small Cell Lung Cancer. Transl Lung Cancer Res, 2022, 11 (2): 295–306.

113.Naidoo J, Wang X, Woo K M, et al. Pneumonitis in Patients Treated With Anti–Programmed Death–1/Programmed Death Ligand 1 Therapy [published correction appears in J Clin Oncol. 2017 Aug 1; 35 (22): 2590]. J Clin Oncol, 2017, 35 (7): 709–717.

114.Rashdan S, Minna J D, Gerber D E. Diagnosis and Management of Pulmonary Toxicity Associated with

Cancer Immunotherapy. Lancet Respir Med, 2018, 6 (6): 472-478.

115. Nishino M, Ramaiya N H, Awad M M, et al. PD-1 Inhibitor-Related Pneumonitis in Advanced Cancer Patients: Radiographic Patterns and Clinical Course. Clin Cancer Res, 2016, 22 (24): 6051-6060.

116. Ikeda T, Yamaguchi H, Dotsu Y, et al. Diffuse Alveolar Hemorrhage with Pseudoprogression During Nivolumab Therapy in a Patient with Malignant Melanoma. Thorac Cancer, 2018, 9 (11): 1522-1524.

117. Pozzessere C, Lazor R, Jumeau R, et al. Imaging Features of Pulmonary Immune-related Adverse Events. J Thorac Oncol, 2021, 16 (9): 1449-1460.

118. Cousin F, Desir C, Ben Mustapha S, et al. Incidence, Risk Factors, and CT Characteristics of Radiation recall Pneumonitis Induced by Immune Checkpoint Inhibitor in Lung Cancer. Radiother Oncol, 2021, 157: 47-55.

119. Teng F, Li M, Yu J. Radiation Recall Pneumonitis Induced by PD-1 / PD-L1 Blockades: Mechanisms and

Therapeutic Implications. BMC Med, 2020, 18（1）：275.

120. Kowalski B, Valaperti A, Bezel P, et al. Analysis of Cytokines in Serum and Bronchoalveolar Lavage Fluid in Patients with Immune-Checkpoint Inhibitor-Associated Pneumonitis: A Cross-Sectional Case-Control Study. J Cancer Res Clin Oncol, 2022, 148（7）：1711-1720.

121. Reuss J E, Brigham E, Psoter K J, et al. Pretreatment Lung Function and Checkpoint Inhibitor Pneumonitis in NSCLC. JTO Clin Res Rep, 2021, 2（10）：100220.

122. Franzen D, Schad K, Kowalski B, et al. Ipilimumab and Early Signs of Pulmonary Toxicity in Patients with Metastastic Melanoma: a Prospective Observational Study. Cancer Immunol Immunother, 2018, 67（1）：127-134.

123. Chu X, Zhao J, Zhou J, et al. Association of Baseline Peripheral-Blood Eosinophil Count with Immune Checkpoint Inhibitor-Related Pneumonitis and Clinical Outcomes in Patients with Non-Small Cell Lung Cancer

Receiving Immune Checkpoint Inhibitors [published correction appears in Lung Cancer. 2021 Mar; 153: 197]. Lung Cancer, 2020, 150: 76-82.

124. Shi Y, Liu X, Liu J, et al. Correlations Between Peripheral Blood Biomarkers and Clinical Outcomes in Advanced Non-Small Cell Lung Cancer Patients who Received Immunotherapy-Based Treatments. Transl Lung Cancer Res, 2021, 10 (12): 4477-4493.

125. Brahmer J R, Abu-Sbeih H, Ascierto P A, et al. Society for Immunotherapy of Cancer (SITC) Clinical Practice Guideline on Immune Checkpoint Inhibitor-Related Adverse Events. J Immunother Cancer, 2021, 9 (6): e002435.

126. Thompson J A, Schneider B J, Brahmer J, et al. NCCN Guidelines Insights: Management of Immunotherapy-Related Toxicities, Version 1.2020. J Natl Compr Canc Netw, 2020, 18 (3): 230-241.

127. Shannon V R, Anderson R, Blidner A, et al. Multinational Association of Supportive Care in Cancer (MASCC) 2020 Clinical Practice Recommendations for the

Management of Immune-Related Adverse Events: Pulmonary Toxicity. Support Care Cancer, 2020, 28 (12): 6145-6157.

128.Schneider B J, Naidoo J, Santomasso B D, et al. Management of Immune-Related Adverse Events in Patients Treated With Immune Checkpoint Inhibitor Therapy: ASCO Guideline Update [published correction appears in J Clin Oncol. 2022 Jan 20; 40 (3): 315]. J Clin Oncol, 2021, 39 (36): 4073-4126.

129.Delaunay M, Prévot G, Collot S, et al. Management of Pulmonary Toxicity Associated with Immune Checkpoint Inhibitors. Eur Respir Rev, 2019, 28 (154): 190012.

130.Shannon V R, Anderson R, Blidner A, et al. Multinational Association of Supportive Care in Cancer (MASCC) 2020 Clinical Practice Recommendations for the Management of Immune-Related Adverse Events: Pulmonary Toxicity. Support Care Cancer, 2020, 28 (12): 6145-6157.

131.Dimitriou F, Hogan S, Menzies A M, et al. Interleukin-6 Blockade for Prophylaxis and Management of Immune-Related Adverse Events in Cancer Immunotherapy. Eur J Cancer, 2021, 157: 214-224.

132. Campochiaro C, Farina N, Tomelleri A, et al. Tocilizumab for the Treatment of Immune-Related Adverse Events: a Systematic Literature Review and a Multicentre Case Series. Eur J Intern Med, 2021, 93: 87-94.

133. Hailemichael Y, Johnson D H, Abdel-Wahab N, et al. Interleukin-6 Blockade Abrogates Immunotherapy Toxicity and Promotes Tumor Immunity. Cancer Cell, 2022, 40 (5): 509-523.e6.

134. Stroud C R, Hegde A, Cherry C, et al. Tocilizumab for the Management of Immune Mediated Adverse Events Secondary to PD-1 Blockade. J Oncol Pharm Pract, 2019, 25 (3): 551-557.

135. Dolladille C, Ederhy S, Sassier M, et al. Immune Checkpoint Inhibitor Rechallenge After Immune-Related Adverse Events in Patients With Cancer. JAMA Oncol, 2020, 6 (6): 865-871.

136.Simonaggio A, Michot J M, Voisin A L, et al. Evaluation of Readministration of Immune Checkpoint Inhibitors After Immune-Related Adverse Events in Patients With Cancer. JAMA Oncol, 2019, 5 (9): 1310-1317.

137.Allouchery M, Lombard T, Martin M, et al. Safety of Immune Checkpoint Inhibitor Rechallenge After Discontinuation for Grade ≥2 Immune-Related Adverse Events in Patients with Cancer [published correction appears in J Immunother Cancer. 2021 Feb; 9 (2): 1]. J Immunother Cancer, 2020, 8 (2): e001622.

138.Kartolo A, Holstead R, Khalid S, et al. Safety of Immunotherapy Rechallenge After Immune-related Adverse Events in Patients With Advanced Cancer. J Immunother, 2021, 44 (1): 41-48.

139. Guo M, VanderWalde A M, Yu X, et al. Immune Checkpoint Inhibitor Rechallenge Safety and Efficacy in Stage IV Non-Small Cell Lung Cancer Patients After Immune-Related Adverse Events [published online ahead of print, 2022 Aug 8]. Clin Lung Cancer, 2022,

肺脏保护

参考文献

S1525-7304（22）00166-8.

140. Bylsma S，Yun K，Patel S，et al. Immune Checkpoint Inhibitor Rechallenge After Prior Immune Toxicity. Curr Treat Options Oncol，2022，23（9）：1153-1168.

141. Haanen J，Ernstoff M，Wang Y，et al. Rechallenge Patients with Immune Checkpoint Inhibitors Following Severe Immune-Related Adverse Events：Review of the Literature and Suggested Prophylactic Strategy. J Immunother Cancer，2020，8（1）：e000604.

142. Wang C，Xu J，Yang L，et al. Prevalence and Risk Factors of Chronic Obstructive Pulmonary Disease in China（the China Pulmonary Health [CPH] study）：a National Cross-sectional Study. Lancet，2018，391（10131）：1706-1717.

143. Butler S J，Ellerton L，Gershon A S，et al. Comparison of End-of-Life Care in People with Chronic Obstructive Pulmonary Disease or Lung Cancer：A Systematic Review. Palliat Med，2020，34（8）：1030-1043.

144.Zhao G，Li X，Lei S，et al. Prevalence of Lung Cancer in Chronic Obstructive Pulmonary Disease：A Systematic Review and Meta-Analysis. Front Oncol，2022，12：947981.

145.Bao H，Jia G，Cong S，et al. Phenotype and Management of Chronic Obstructive Pulmonary Disease Patients in General Population in China：a Nationally Cross-Sectional Study. NPJ Prim Care Respir Med，2021，31（1）：32.

146. Balata H，Harvey J，Barber P V，et al. Spirometry Performed as Part of the Manchester Community-Based Lung Cancer Screening Programme Detects a High Prevalence of Airflow Obstruction in Individuals without a Prior Diagnosis of COPD. Thorax，2020，75（8）：655-660.

147.Young R P，Hopkins R J，Christmas T，et al. COPD Prevalence is Increased in Lung Cancer，Independent of Age，Sex and Smoking History. Eur Respir J，2009，34（2）：380-386.

148.Undrunas A，Kasprzyk P，Rajca A，et al. Prevalence，

Symptom Burden and Under-Diagnosis of Chronic Obstructive Pulmonary Disease in Polish Lung Cancer Screening Population: a Cohort Observational Study. BMJ Open, 2022, 12 (4): e055007.

149.Hu X L, Xu S T, Wang X C, et al. Status of Coexisting Chronic Obstructive Pulmonary Disease and its Clinicopathological Features in Patients Undergoing Lung Cancer Surgery: a Cross-Sectional Study of 3, 006 cases. J Thorac Dis, 2018, 10 (4): 2403-2411.

150.Sekine Y, Yamada Y, Chiyo M, et al. Association of Chronic Obstructive Pulmonary Disease and Tumor Recurrence in Patients with Stage IA Lung Cancer after Complete Resection. Ann Thorac Surg, 2007, 84 (3): 946-950.

151.Wang D C, Shi L, Zhu Z, et al. Genomic Mechanisms of Transformation from Chronic Obstructive Pulmonary Disease to Lung Cancer. Semin Cancer Biol, 2017, 42: 52-59.

152.Hou W, Hu S, Li C, et al. Cigarette Smoke Induced Lung Barrier Dysfunction, EMT, and Tissue Remodeling: A Possible Link between COPD and Lung Cancer. Biomed Res Int, 2019, 2019: 2025636.

153. Eapen M S, Hansbro P M, Larsson-Callerfelt A K, et al. Chronic Obstructive Pulmonary Disease and Lung Cancer: Underlying Pathophysiology and New Therapeutic Modalities. Drugs, 2018, 78 (16): 1717-1740.

154. Wei S, Chen F, Liu R, et al. Outcomes of Lobectomy on Pulmonary Function for Early Stage Non-Small Cell Lung Cancer (NSCLC) Patients with Chronic Obstructive Pulmonary Disease (COPD). Thorac Cancer, 2020, 11 (7): 1784-1789.

155. Shin S H, Shin S, Im Y, et al. Effect of Perioperative Bronchodilator Therapy on Postoperative Pulmonary Function Among Lung Cancer Patients with COPD. Sci Rep, 2021, 11 (1): 8359.

156. Zhang J, Lin W C, Chiu K C, et al. Current-Smoking-Related COPD or COPD With Acute Exacerbation is Associated With Poorer Survival Following Oral Cavity Squamous Cell Carcinoma Surgery. Chronic Obstr

Pulm Dis, 2022, 9 (2): 181-194.

157. Yamanashi K, Marumo S, Shoji T, et al. The Relationship between Perioperative Administration of Inhaled Corticosteroid and Postoperative Respiratory Complications after Pulmonary Resection for Non-Small-Cell Lung Cancer in Patients with Chronic Obstructive Pulmonary Disease. Gen Thorac Cardiovasc Surg, 2015, 63 (12): 652-659.

158. 车国卫, 李为民, 刘伦旭. 快速肺康复需要围手术期流程优化. 中国胸心血管外科临床杂志, 2016, 23 (3): 216-220.

159. 秦茵茵, 周承志, 张筱娴, 等. 原发性支气管肺癌合并慢性阻塞性肺疾病患者的临床研究. 中国呼吸与危重监护杂志, 2013, 12 (1): 65-68.

160. 李慧敏. 布地奈德福莫特罗吸入治疗对慢阻肺合并肺癌稳定期患者的疗效. 数理医药学杂志, 2021, 34 (3): 428-429.

161. 胡斌, 张龙富, 余荣环, 等. 布地奈德福莫特罗粉吸入治疗肺癌合并慢阻肺患者的临床疗效及对患者生活质量的影响. 现代生物医学进展, 2017, 17

（29）：5686-5689.

162. 张荣葆，谭星宇，陈清，等. 胸外科住院肺癌合并慢性阻塞性肺疾病的调查结果分析. 中国肺癌杂志，2017，20（3）：163-167.

163. Lin P，Fu S，Li W，et al. Inhaled corticosteroids and Risk of Lung Cancer：A Systematic Review and Meta-Analysis. Eur J Clin Invest，2021，51（2）：e13434.

164. Lee Y M，Kim S J，Lee J H，et al. Inhaled Corticosteroids in COPD and the Risk of Lung Cancer. Int J Cancer，2018，143（9）：2311-2318.

165. Brenner D R，Boffetta P，Duell E J，et al. Previous Lung diseases and Lung Cancer Risk：a Pooled Analysis from the International Lung Cancer Consortium. Am J Epidemiol，2012，176（7）：573-585.

166. Liang H Y，Li X L，Yu X S，et al. Facts and Fiction of the Relationship between Preexisting Tuberculosis and Lung Cancer Risk：a Systematic Review. Int J Cancer，2009，125（12）：2936-2944.

167. Ardies C M. Inflammation as Cause for Scar Cancers of the Lung. Integr Cancer Ther，2003，2（3）：238-

246.

168. Coussens L M, Werb Z. Inflammation and Cancer. Nature, 2002, 420 (6917): 860-867.

169. Ballaz S, Mulshine J L. The Potential Contributions of Chronic Inflammation to Lung Carcinogenesis. Clin Lung Cancer, 2003, 5 (1): 46-62.

170. Weitzman S A, Gordon LI. Inflammation and Cancer: Rrole of Phagocyte-Generated Oxidants in Carcinogenesis. Blood, 1990, 76 (4): 655-663.

171. Wang J Y, Lee L N, Yu C J, et al. Factors Influencing Time to Smear Conversion in Patients with Smear-Positive Pulmonary Tuberculosis. Respirology, 2009, 14 (7): 1012-1019.

172. Domínguez-Castellano A, Muniain M A, Rodriguez-Baño J, et al. Factors Associated with Time to Sputum Smear Conversion in Active Pulmonary Tuberculosis. Int J Tuberc Lung Dis, 2003, 7 (5): 432-438.

173. Kim D K, Lee S W, Yoo C G, et al. Clinical Characteristics and Treatment Responses of Tuberculosis in Patients with Malignancy Receiving Anticancer Chemo-

therapy. Chest，2005，128（4）：2218-2222.

174.Luo Y H，Wu C H，Wu W S，et al. Association between Tumor Epidermal Growth Factor Rreceptor Mutation and Pulmonary Tuberculosis in Patients with Adenocarcinoma of the Lungs. J Thorac Oncol，2012，7（2）：299-305.

175.Xie Y，Su N，Zhou W，et al. Concomitant Pulmonary Tuberculosis Impair Survival in Advanced Epidermal Growth Factor Receptor（EGFR）Mutant Lung Adenocarcinoma Patients Receiving EGFR-Tyrosine Kinase Inhibitor. Cancer Manag Res，2021，13：7517-7526.

176.中华医学会，中华医学会杂志社，中华医学会全科医学分会，等.肺结核基层诊疗指南（2018年）.中华全科医师杂志，2019，18（8）：709-717.

177.中华预防医学会劳动卫生与职业病分会职业性肺部疾病学组.尘肺病治疗中国专家共识（2018年版）.环境与职业医学，2018，35（8）：677-689.

178.Cao Z，Song M，Liu Y，et al. A novel pathophysiological Classification of Silicosis Models Provides some New Insights into the Progression of the Disease. Ecotoxicol Environ Saf，2020，202：110834.

179.李颖，张晓华，罗光明，等.职业性尘肺病患者并
发症临床分析.中国职业医学，2019，46（1）：75-
77.

180.中华人民共和国国家卫生和计划生育委员会.职业
性尘肺病的诊断：GBZ70-2015.北京：中国标准出
版社，2016.

181.卞明敏.尘肺病肺功能及相关影响因素分析.安徽医
科大学，2022.

182.GBD 2016 Occupational Chronic Respiratory Risk Fac-
tors Collaborators. Global and Regional Burden of
Chronic Respiratory Disease in 2016 Arising from Non-
Infectious Airborne Occupational Exposures：a Systemat-
ic Analysis for the Global Burden of Disease Study
2016. Occup Environ Med，2020，77（3）：142-150.

183.Shi P，Xing X，Xi S，et al. Trends in Global，Region-
al and National Incidence of Pneumoconiosis Caused by
Different Aetiologies：an Analysis from the Global Bur-
den of Disease Study 2017. Occup Environ Med，
2020，77（6）：407-414.

184. 国家卫生健康委发布 2020 年全国职业病报告. 职业卫生与应急救援，2021，39（04）：381.

185. 苏冬梅，李朋起，张磊. 2006—2019 年河南省职业性尘肺病患者死因分析. 中国工业医学杂志，2021，34（5）：430-432.

186. 李雅惠，张云云，李建军，等. 煤工尘肺病患者的临床特征及死亡原因分析. 巴楚医学，2021，4（2）：41-45.

187. 张建红，化静. 煤工尘肺并发肺癌的临床分析. 中国继续医学教育，2021，13（18）：130-133.

188. 袁杨，周雨霏，陈伟，等. 合并尘肺的非小细胞肺癌患者围手术期安全性分析. 四川大学学报（医学版），2022，53（3）：488-492.

189. 马小平. 尘肺患者合并急腹症的处理：附 46 例报告. 中国普通外科杂志，2008，17（10）：1048-1050.

190. He M M，Lo C H，Wang K，et al. Immune-Mediated Diseases Associated With Cancer Risks. JAMA Oncol，2022，8（2）：209-219.

191. Woo A，Lee S W，Koh H Y，et al. Incidence of Can-

cer after Asthma Development: 2 Independent Popula-tion-Based Cohort Studies. J Allergy Clin Immunol, 2021, 147 (1): 135-143.

192.Fan Y G, Jiang Y, Chang R S, et al. Prior Lung Dis-ease and Lung Cancer Risk in an Occupational-Based Cohort in Yunnan, China. Lung cancer. 2011; 72 (2): 258-263.

193.Hammad H, Lambrecht B N. The basic immunology of asthma. Cell, 2021, 184 (6): 1469-1485.

194.Ellyard J I, Simson L, Parish C R. Th2-Mediated An-ti-Tumour Immunity: Friend or Foe?. Tissue Antigens, 2007, 70 (1): 1-11.

195.Sul J, Blumenthal G M, Jiang X, et al. FDA Approval Summary: Pembrolizumab for the Treatment of Pa-tients With Metastatic Non-Small Cell Lung Cancer Whose Tumors Express Programmed Death-Ligand 1. Oncologist, 2016, 21 (5): 643-650.

196.Gergen P J. Adult-onset asthma and cancer: Causal or coincidental? J Allergy Clin Immunol, 2021, 147 (1): 52-53.

197.Jensen-Jarolim E，Bax HJ，Bianchini R，et al. Aller-goOncology：Opposite Outcomes of Immune Tolerance in Allergy and Cancer. Allergy，2018，73（2）：328-340.

198. 王长征. 围手术期哮喘的管理. 中华医学杂志，2019，99（16）：1207-1209.

199.Sumi T，Nagahisa Y，Matsuura K，et al. Successful Management of Severe Bronchial Asthma Exacerbated by Anti-PD-L1 Treatment：A Report of Two Cases. Respirol Case Rep，2021，9（11）：e0868.